MICHELE ALEXANDER
JEANNIE LONG

Wie werde ich ihn los - in 10 Tagen

Buch

Gesetzt den Fall, sie hat einen aufregend attraktiven Typen an der Angel. Man darf annehmen, dass die meisten Mädchen und Frauen nun mit diesem Objekt der Begierde glücklich werden und viel Spaß haben wollen. Wider Erwarten kommt es ganz offensichtlich vor, dass frau sich nichts sehnlicher wünscht, als die aufkeimende Beziehung schnell, gründlich und nachhaltig zu verpatzen. Wie ist das zu bewerkstelligen? Michele Alexander und Jeannie Long bieten ein 10-Tage-Programm mit ebenso einfachen wie wirksamen Vorschlägen, demonstriert von witzigen Strichmännchen, wie jeder Mann garantiert abgeschüttelt werden kann. Schnell wird deutlich, wie unerwartet einfach das geht. Und Frauen, die ihren Traummann ganz gerne noch eine Zeitlang genießen wollen, können daraus lernen, wie sie sich auf gar keinen Fall verhalten dürfen.

Autorinnen

Michele Alexander und Jeannie Long wuchsen gemeinsam in Tallahassee, Florida, auf und leben inzwischen in Los Angeles, wo sie beide in der Musikbranche arbeiten.

Michele Alexander
Jeannie Long

Wie werde ich ihn los – in 10 Tagen

Ins Deutsche übertragen
von Christoph Göhler

GOLDMANN

Dieses Buch ist bereits bei Goldmann unter dem Titel »Der kleine Liebestöter«, Titel-Nr. 45328, erschienen.

Umwelthinweis:
Alle bedruckten Materialien dieses Taschenbuches sind chlorfrei und umweltschonend

Vollständige Taschenbuchausgabe Mai 2003
Wilhelm Goldmann Verlag München,
ein Unternehmen der Verlagsgruppe Random House GmbH

Originaltitel: How to Loose a Guy in 10 Days.
The Universal Don'ts of Dating
Originalverlag: Bantam Books

Umschlaggestaltung: Design Team München
Umschlagfoto: © 2003 Paramount Pictures
Satz: DTP im Verlag
Druck: Elsnerdruck, Berlin
Verlagsnummer: 45664
Kö · Herstellung: Sebastian Strohmaier
Printed in Germany
ISBN 3-442-45664-9
www.goldmann-verlag.de

1 3 5 7 9 10 8 6 4 2

TAG 1

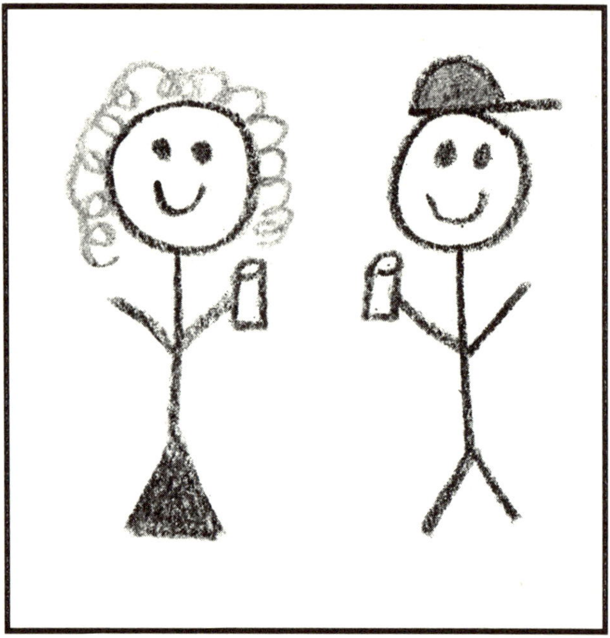

Du lernst ihn auf einer Party kennen.

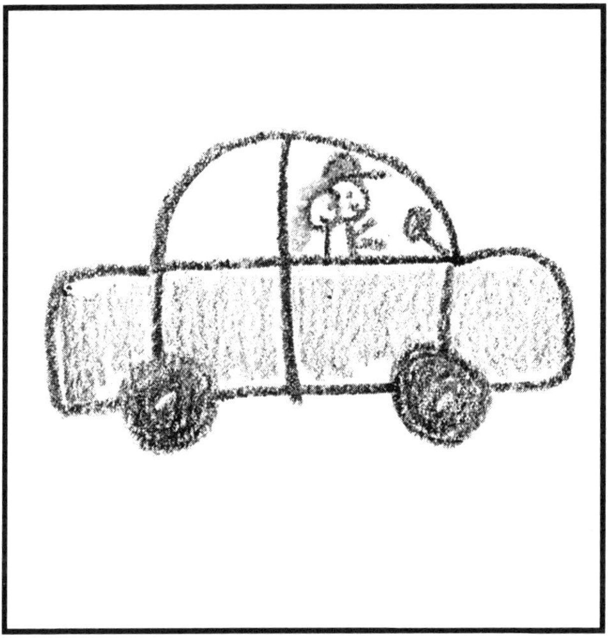

Lass deine Freunde stehen
und überrede ihn,
mit dir heimzufahren.

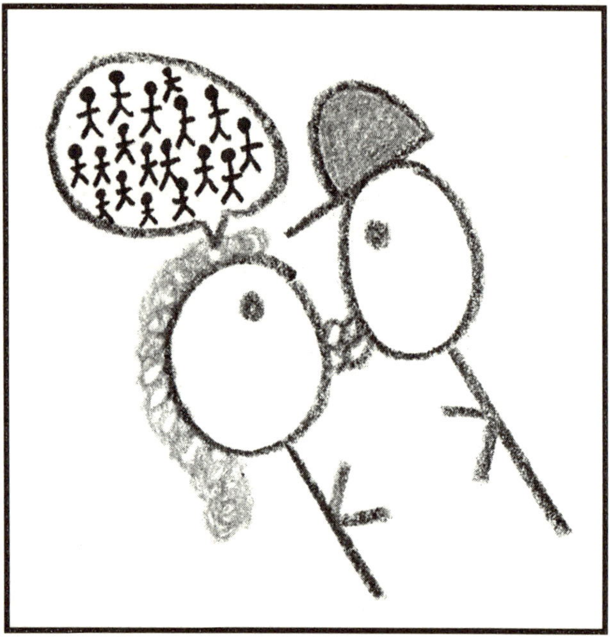

Schlaf mit ihm.
Mach ihm unmissverständlich klar, dass er nicht der Erste ist.

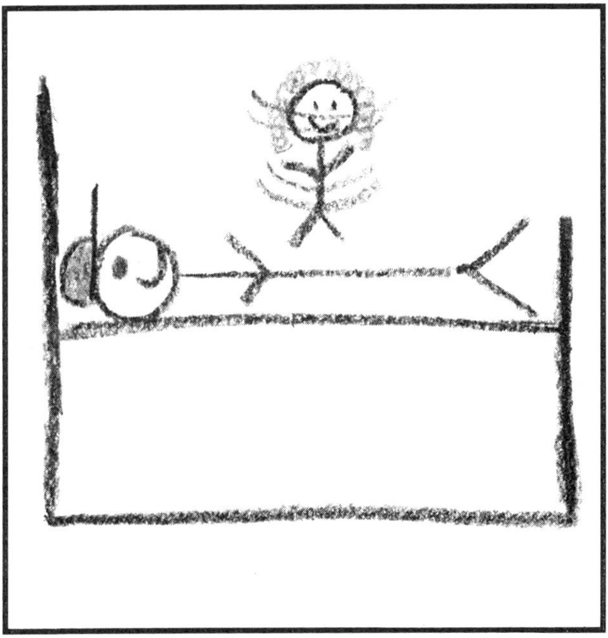

Zeig ihm
die Helikopter-Schraube.
(Lass deiner Phantasie
freien Lauf.)

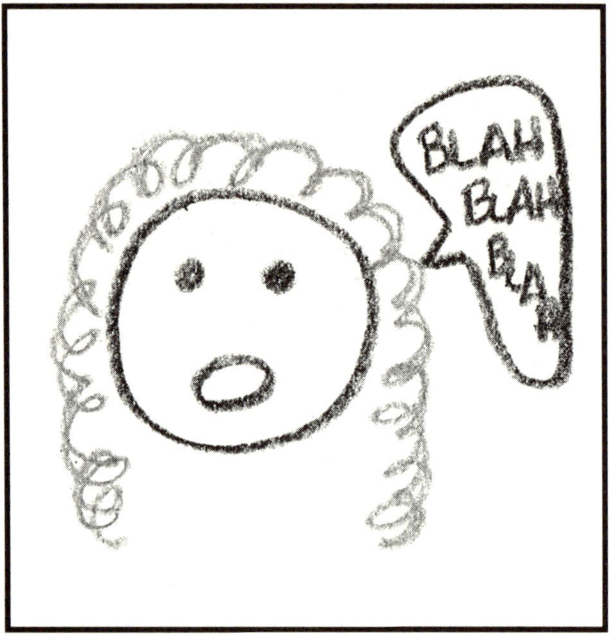

Quassel ihn voll nach dem Sex.

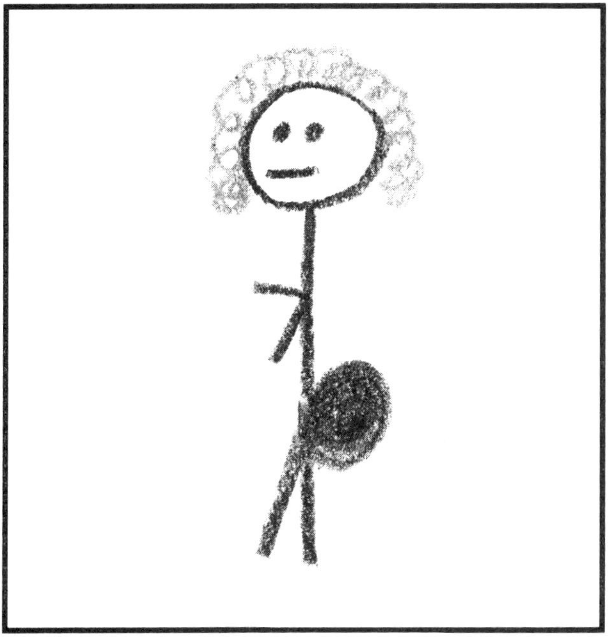

Frag ihn, ob er dich fett findet.

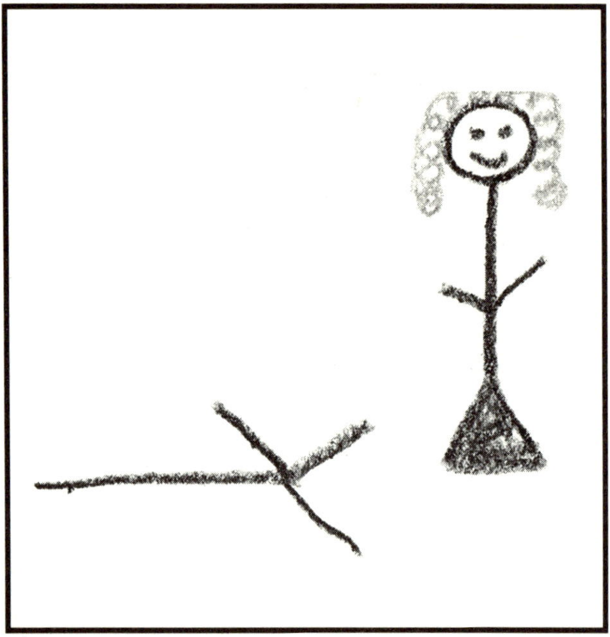

Gib seinem Penis einen Namen,
z.B. »Willi«.

TAG 2

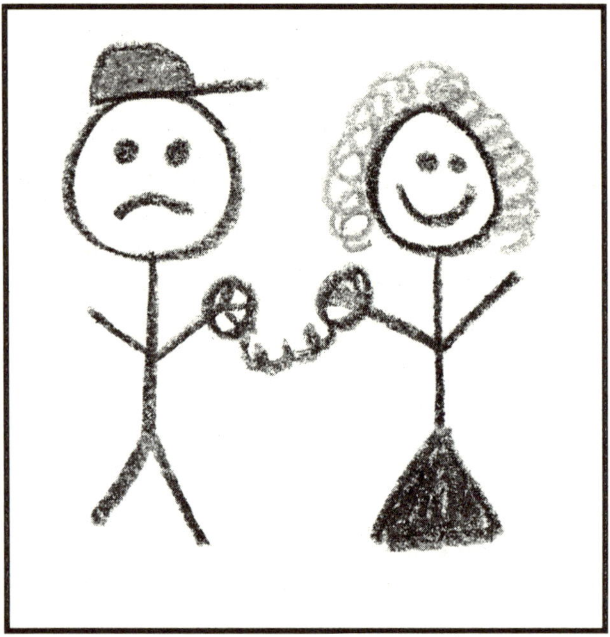

Schmeiß alle Pläne über den Haufen.

Entführe ihn.

Lass ihn nicht nach Hause, auch wenn er noch so darum bittet.

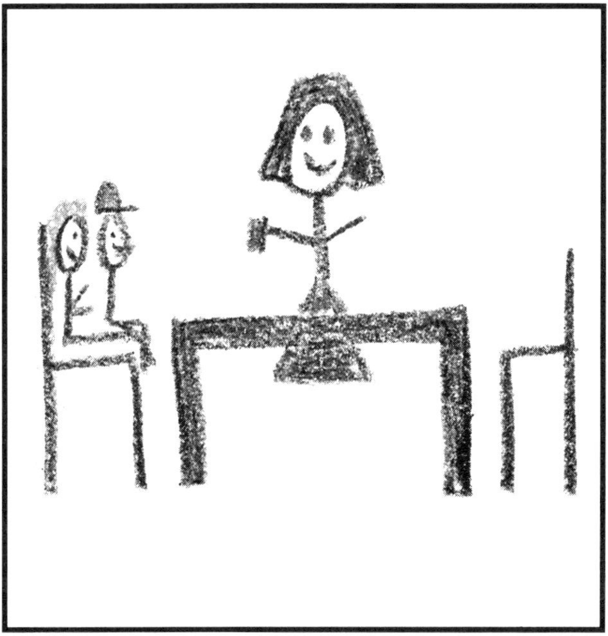

Setz dich im Cafe
dicht neben ihn.

Wirf ihm vor,
mit der Kellnerin zu flirten.

Frag ihn, ob er sie hübscher
findet als dich.

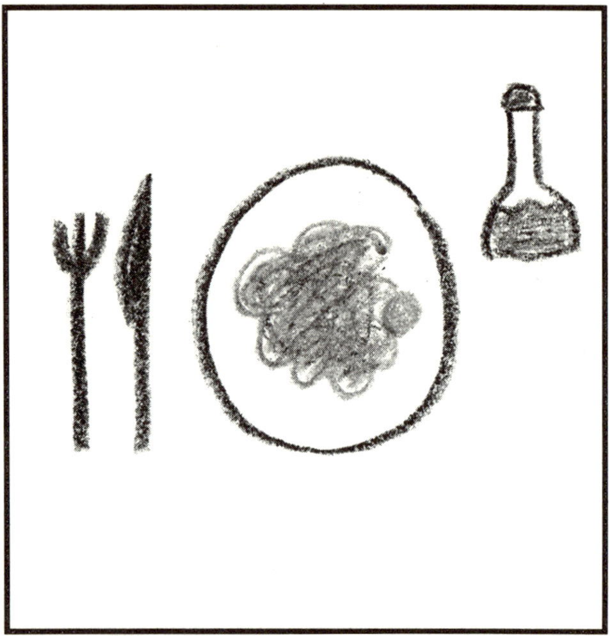

BESTELLE NICHTS.

Wenn er dich dazu zwingt,
wähle einen kleinen Salat
mit kalorienarmem Dressing.

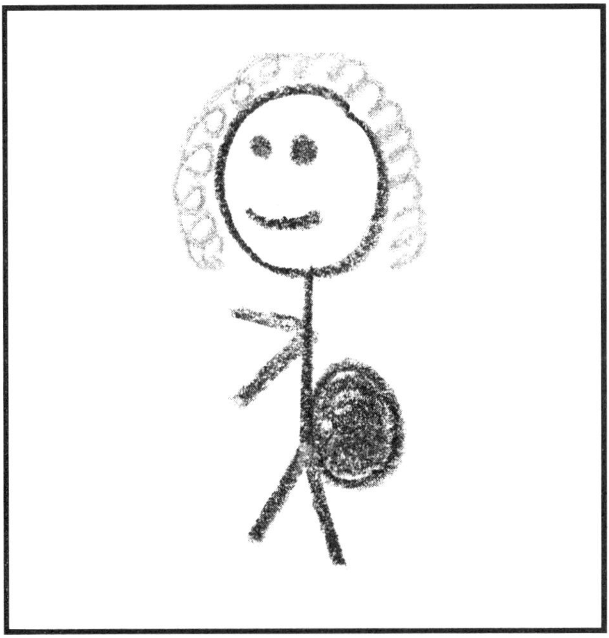

Frag ihn, ob er findet,
dass du zugenommen hast,
seit ihr miteinander geht.

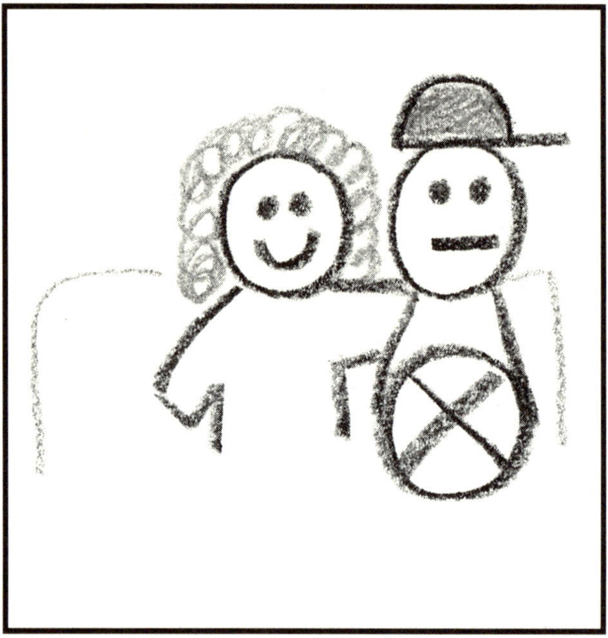

Lass grundsätzlich ihn fahren,
selbst wenn es dein Auto ist.

Und rutsch ganz dicht
neben ihn.

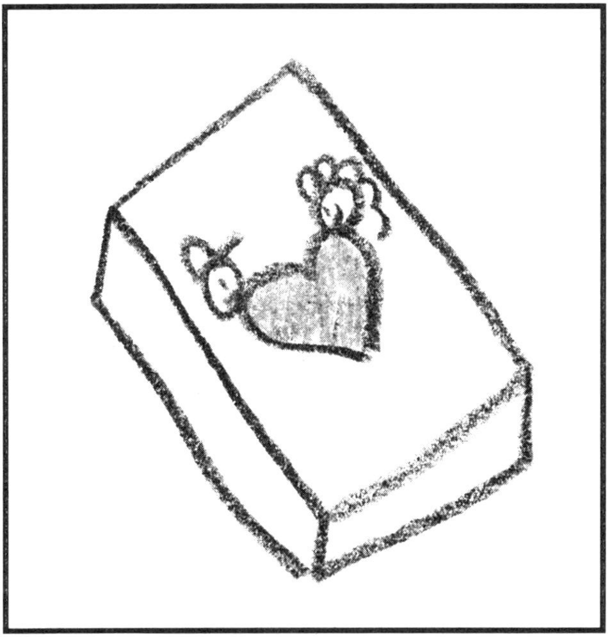

Leg einen Stopp
bei der Videothek ein und leih
»Harry und Sally« aus.

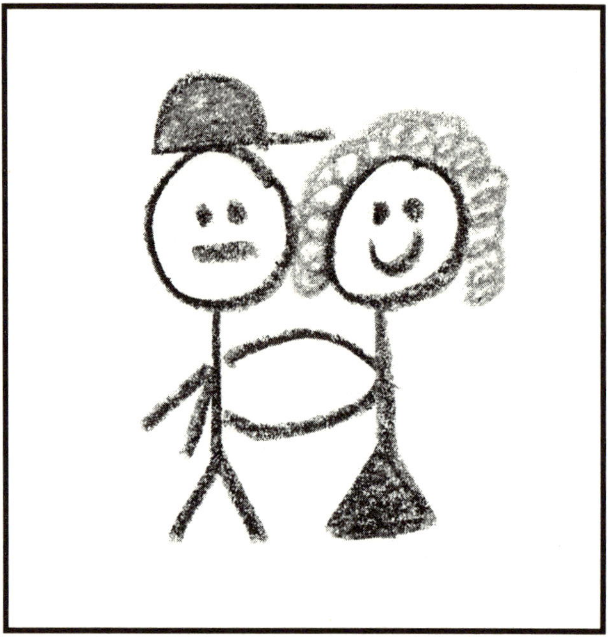

Während ihr den Film
zu Hause anseht: lass deine
Mitbewohnerin ins Zimmer
kommen und »Beweisfotos«
von euch beiden aufnehmen,
wie ihr so »abhängt«.

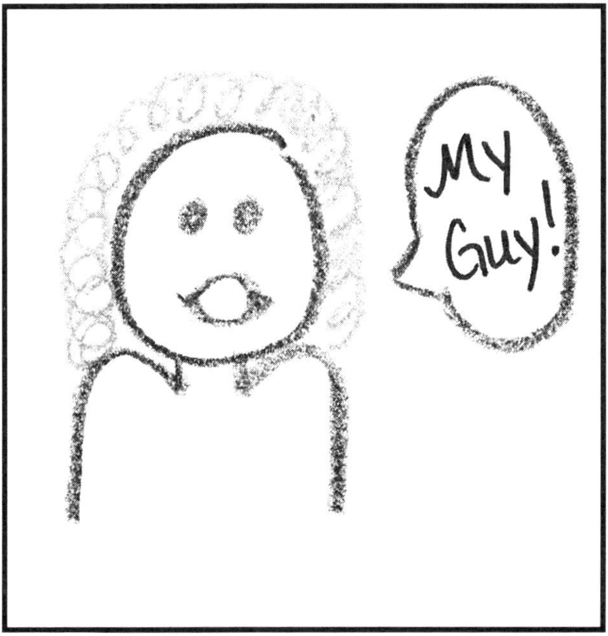

Bezeichne ihn grundsätzlich
als deinen Zukünftigen.

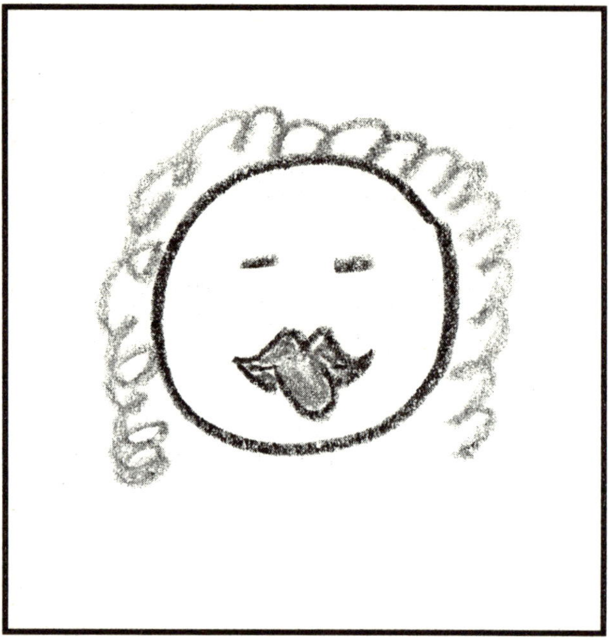

Wenn du dich öffentlich
irgendwo verabschiedest,
gib ihm einen
ZUNGENKUSS.

(Je leidenschaftlicher,
desto unvergesslicher.)

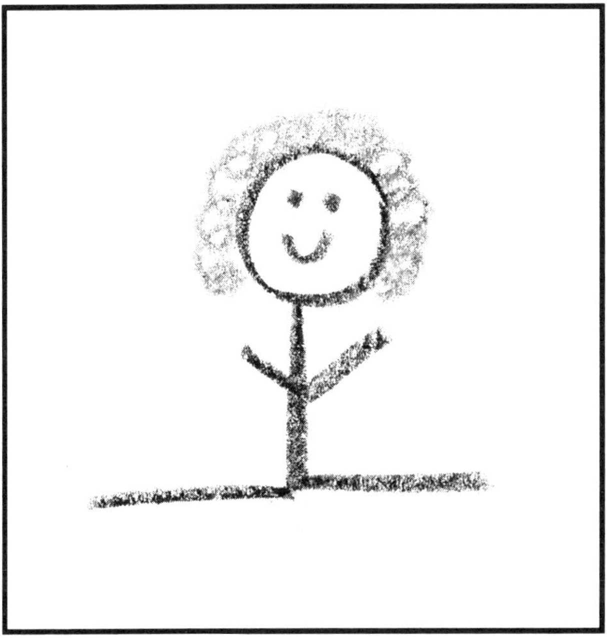

Führ ihm regelmäßig
den Spagat vor, damit er sieht,
wie gelenkig du bist.

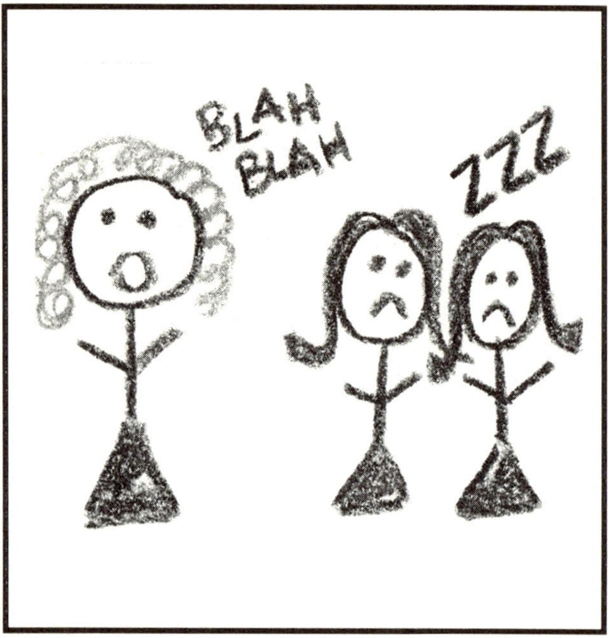

Triff dich abends mit deinen
Freundinnen und sprich
ausschließlich über ihn.

Kau alles bis ins Kleinste durch.

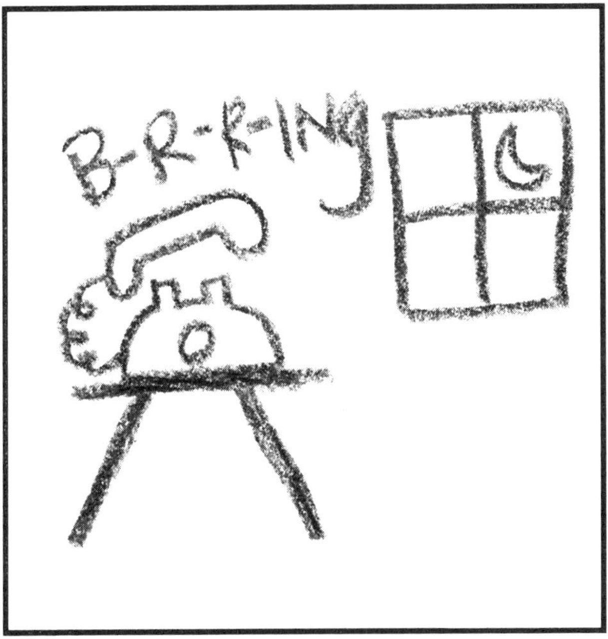

Wenn du heimkommst,
RUF IHN AN.
(Je später, desto besser.)

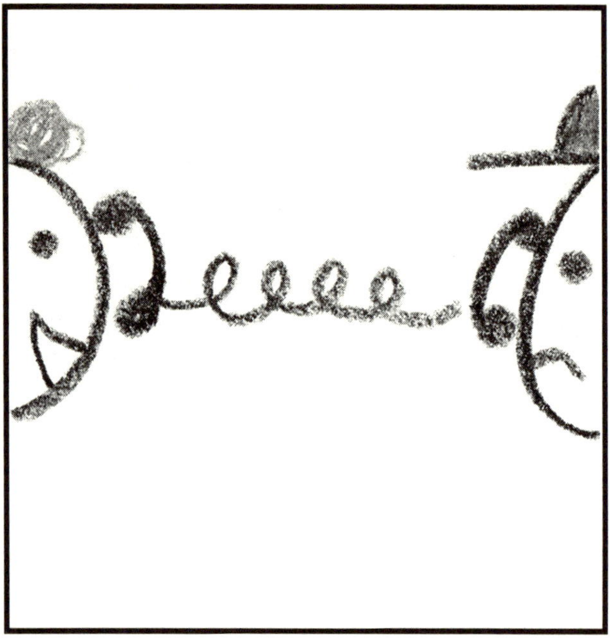

Fleh ihn an vorbeizukommen.
Erklär ihm im passenden
Moment, dass du ihn liebst.

TAG 3

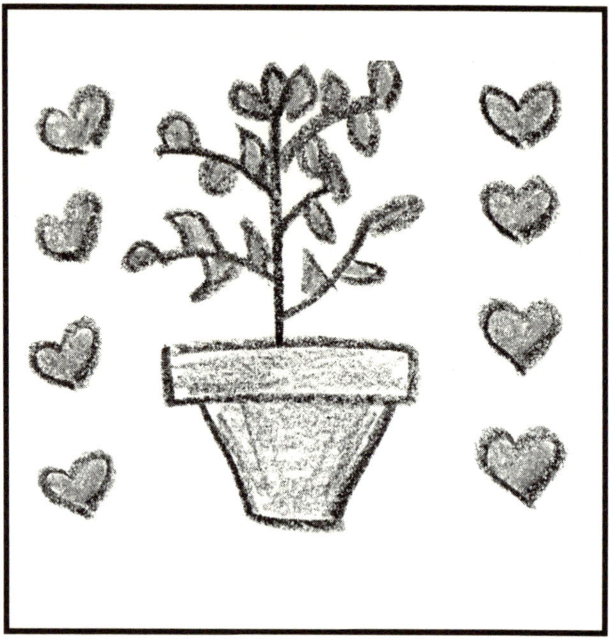

Schau bei ihm vorbei.
Schenk ihm eine Topfpflanze.

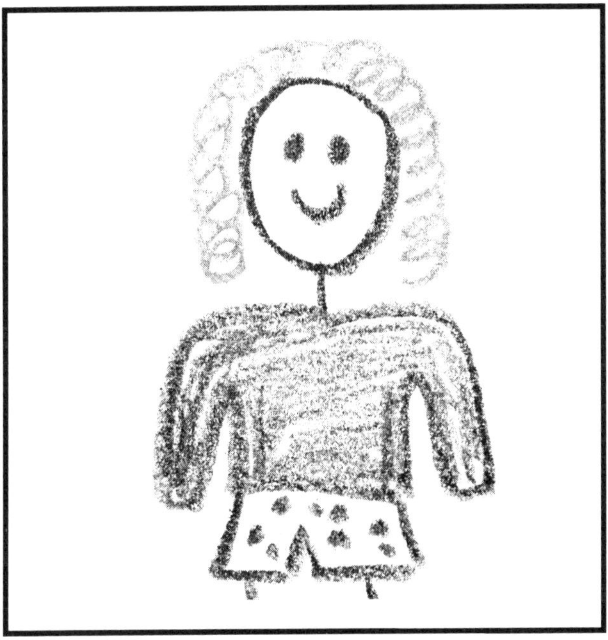

Schleich dich in sein Zimmer.

Dort schnappst du dir ein Sweatshirt und eine Unterhose von ihm.

Zieh beides an Ort und Stelle an.

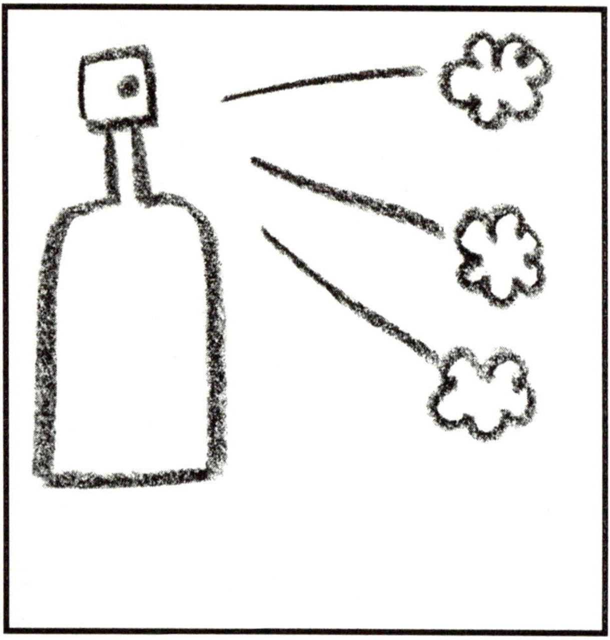

Sprüh etwas von deinem Parfüm auf sein Kissen.

(Damit er stets deinen Duft um sich hat.)

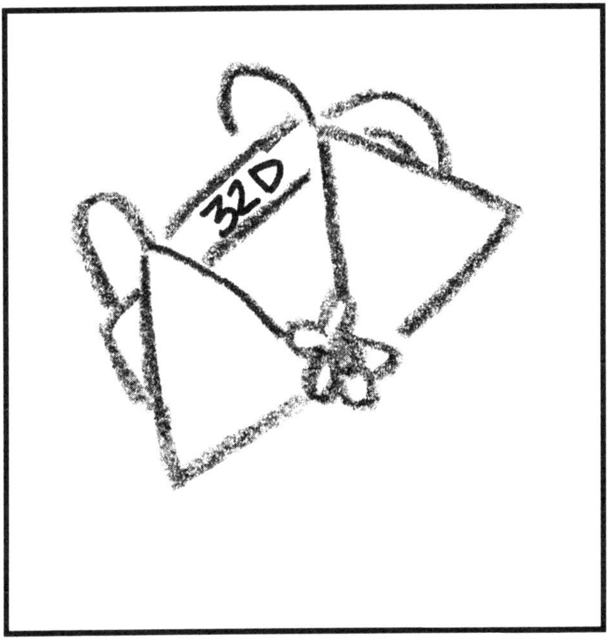

Hinterleg ihm ein geeignetes
Kleidungsstück.

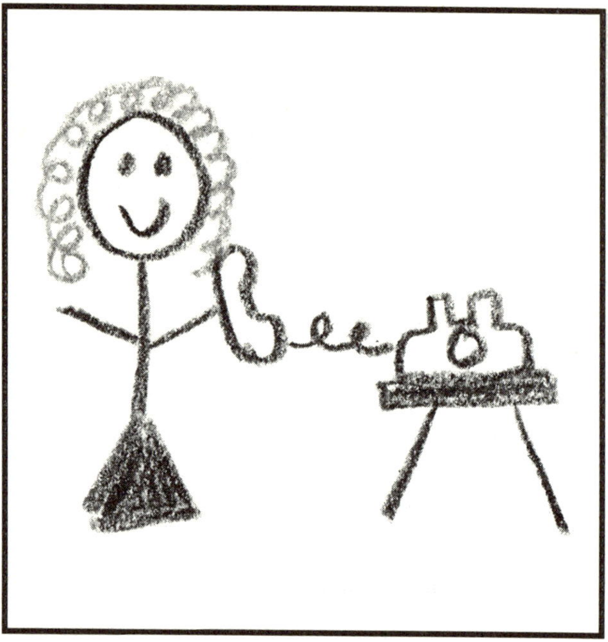

Wenn sein Telefon läutet,
dann geh an den Apparat.

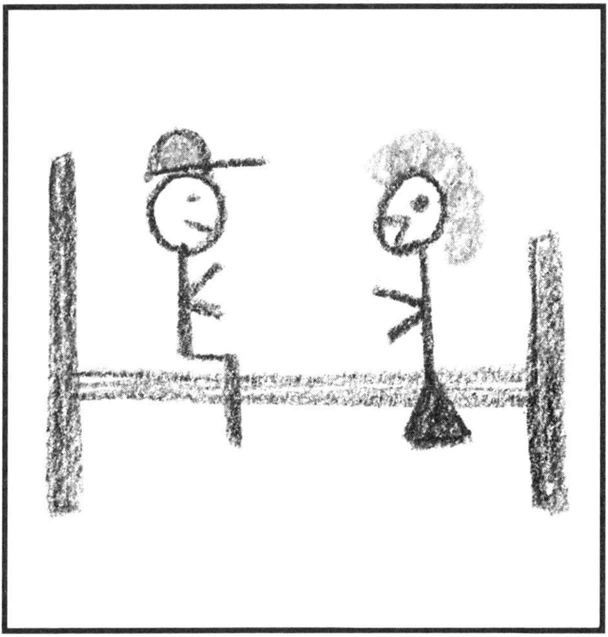

Häng eine Weile
mit seinem Mitbewohner ab.
Frag ihn, was heute Abend
hier so ansteht.

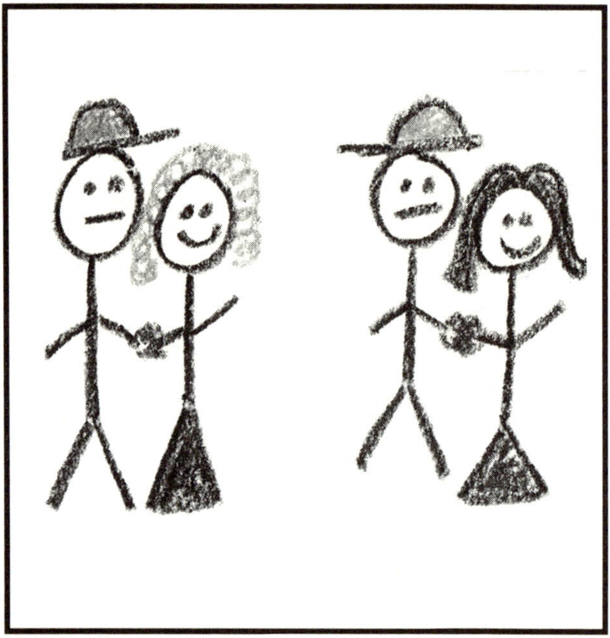

Schlag seinem Mitbewohner vor, du hättest »einen Haufen Freundinnen, mit denen kann ich dich verkuppeln, dann könnten wir uns immer zu viert treffen.«

(Lass einfließen, dass sie bi sind und als Stripperinnen arbeiten.)

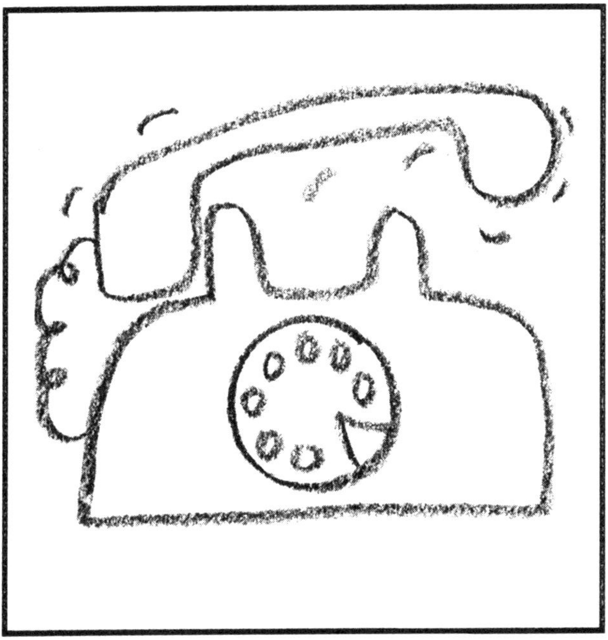

Sobald du daheim bist,
RUF IHN AN.

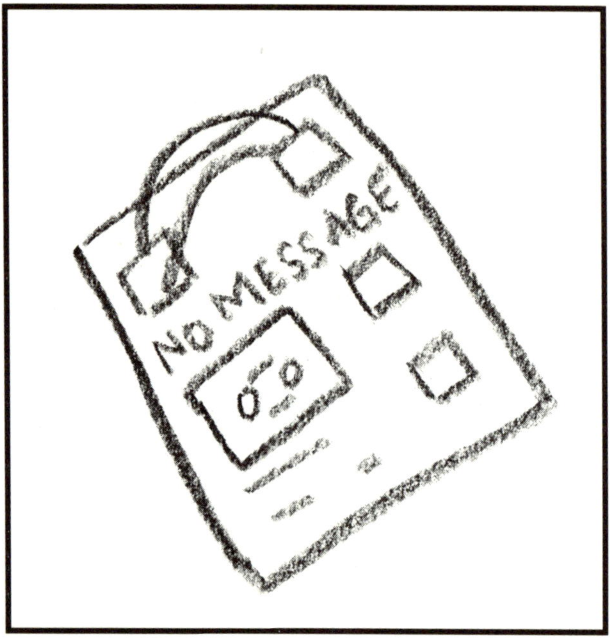

Wenn er nicht abnimmt,
hinterlasse KEINE,
ich wiederhole: KEINE Nachricht
auf seinem Anrufbeantworter.

Auf diese Weise kannst du es
immer und immer wieder
probieren.

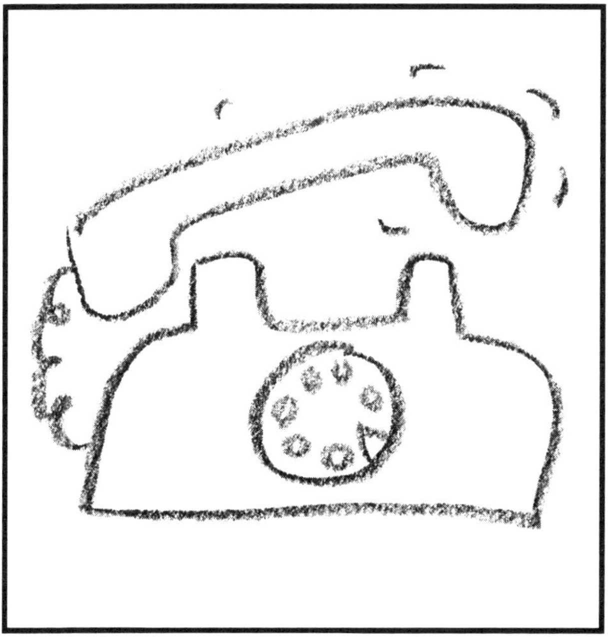

Ruf noch mal an.

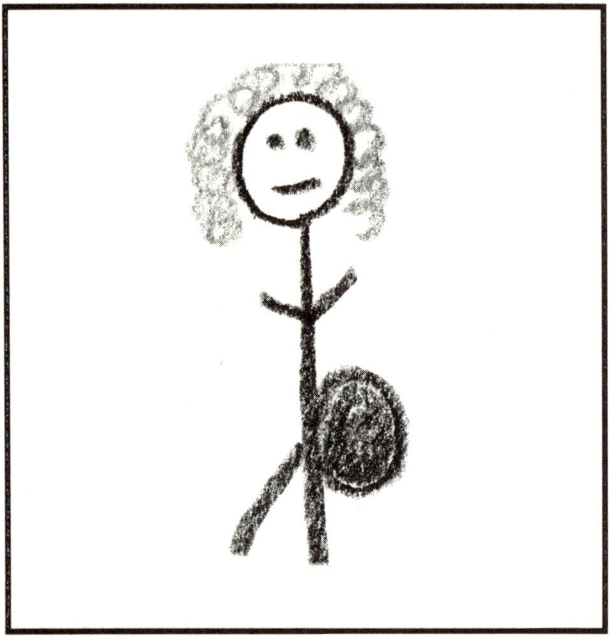

Frag ihn, ob er dich heute fett gefunden hat.

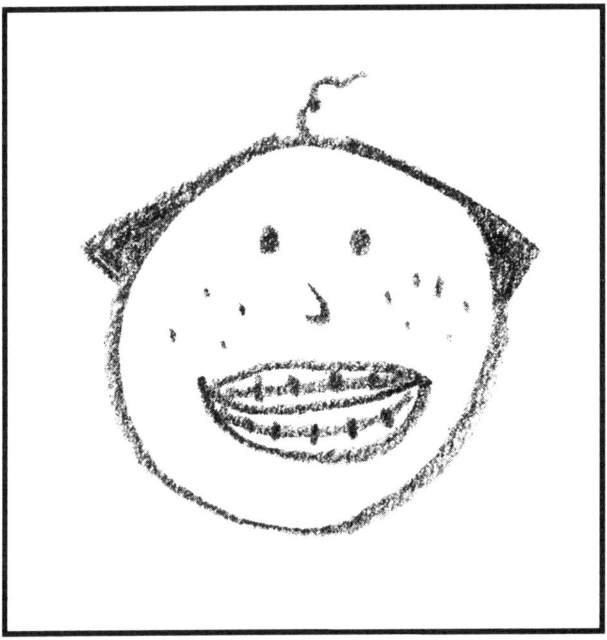

Ruf deine hässlichste Freundin an
und verabrede dich mit ihr
zum Ausgehen.
(Neben ihr siehst du
noch besser aus.)

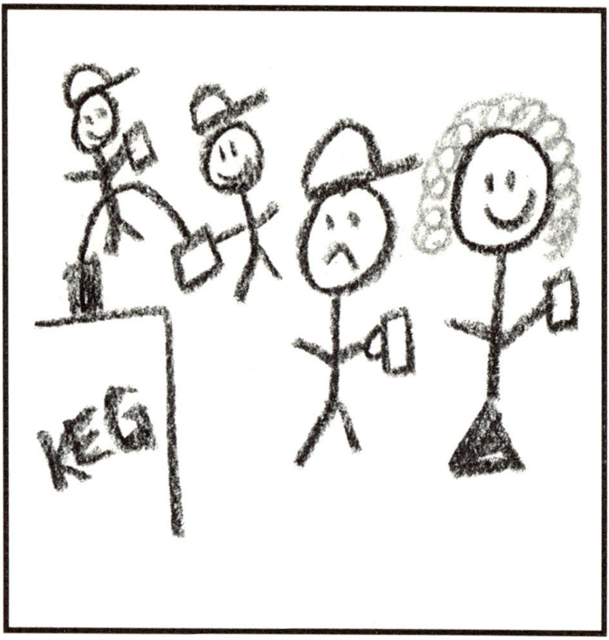

Später lauft ihr ihm
dann zufällig über den Weg.

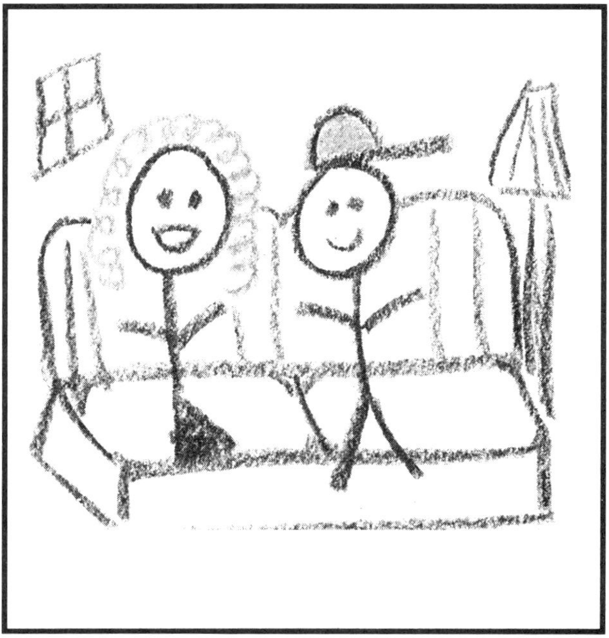

Frag andere Gäste im Lokal, ob sie ihn kennen.

Erkläre ihnen, dass ihr jetzt miteinander geht.

Frag, wie sie das finden.

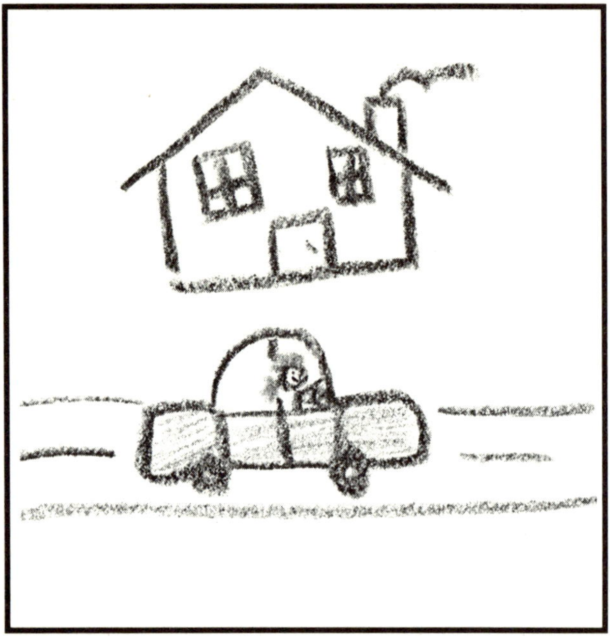

Fahr an seinem Haus vorbei –
und nicht nur einmal.

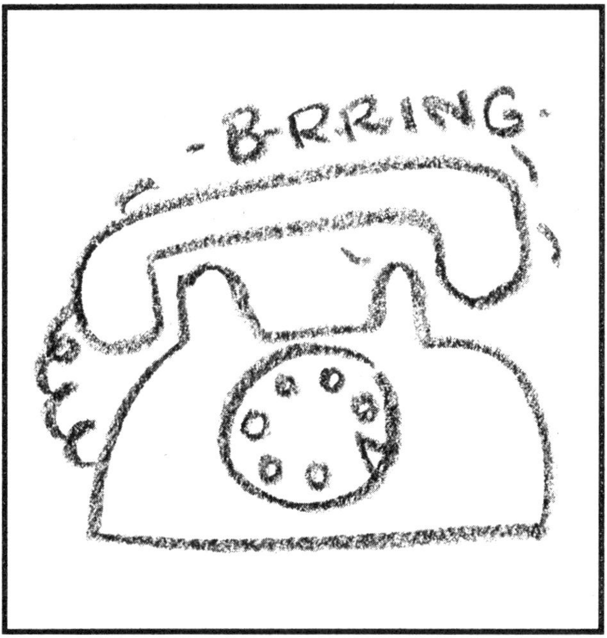

Sobald du daheim bist,
RUF IHN AN.
(Je später, desto besser.)

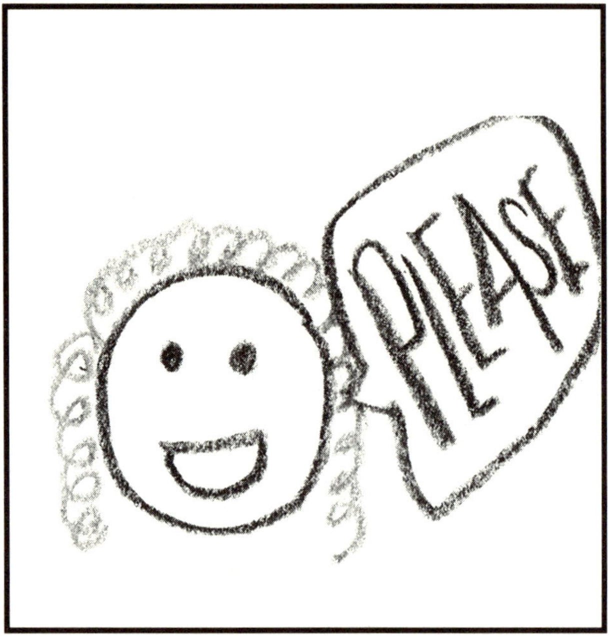

Beschwöre ihn
vorbeizukommen.

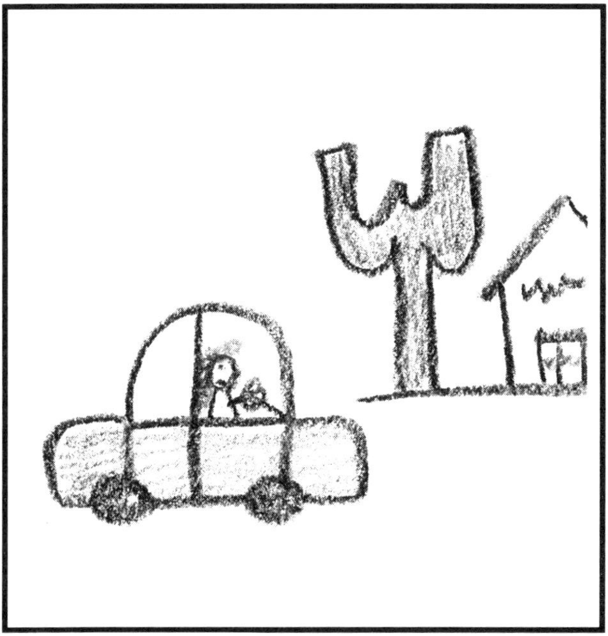

Falls er zu müde ist, biete an,
zu ihm rüberzufahren.
Falls das nicht zieht, fahr einfach los und bring ihm was zu essen.

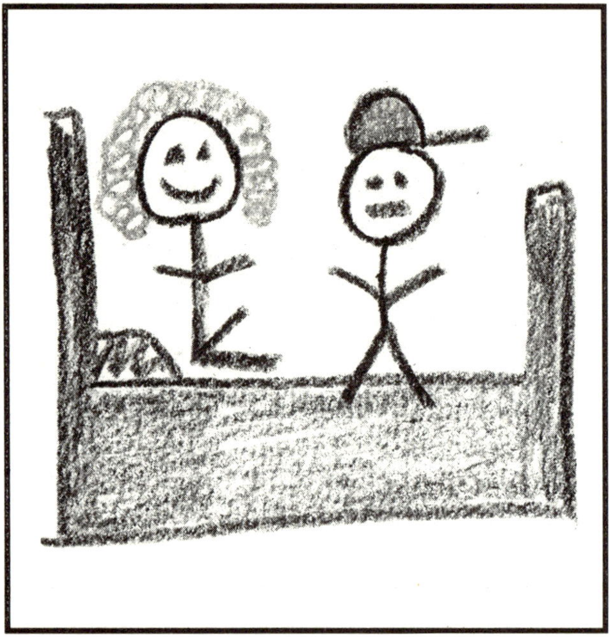

Bevor du mit ihm schläfst,
fragst du ihn,
ob er dich respektiert.

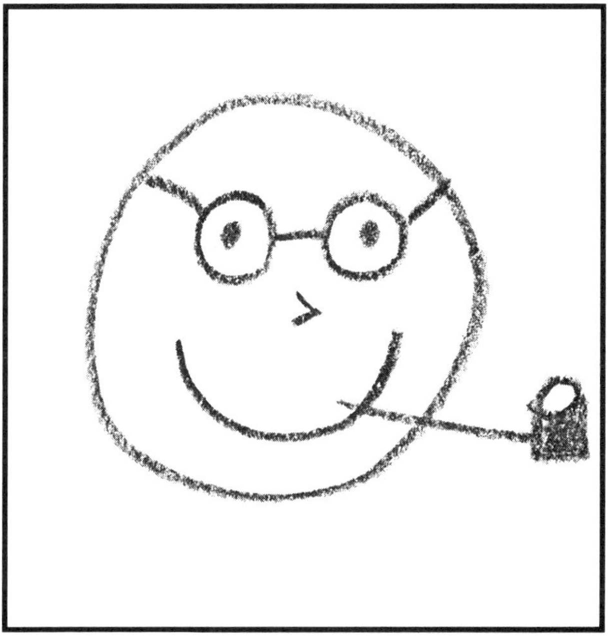

Erzähl ihm,
dass er dich
an deinen Vater erinnert.

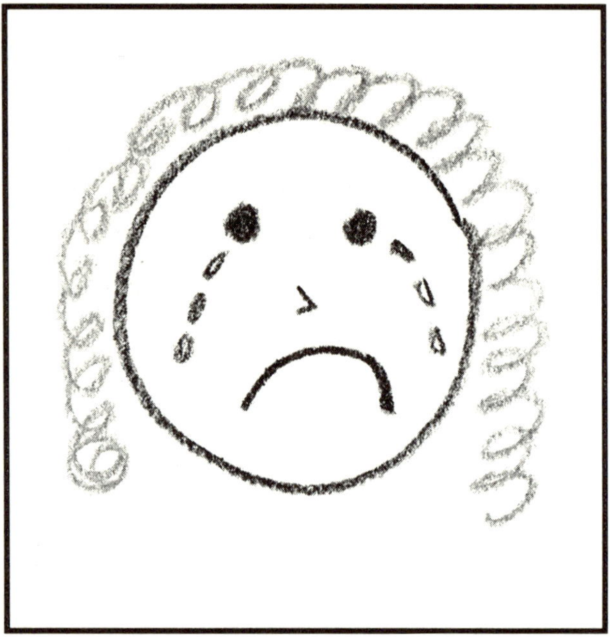

Weine nach dem Sex.

TAG 4

Steh ganz früh auf.
Putze seine Wohnung.

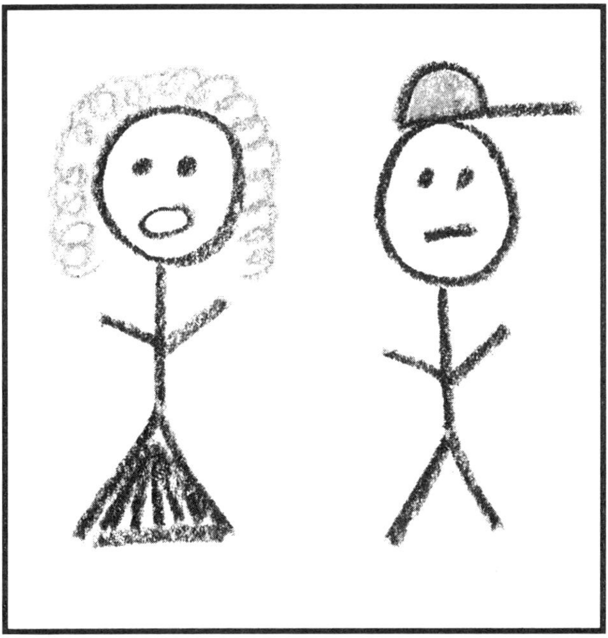

Horch seinen Mitbewohner
ein wenig aus.

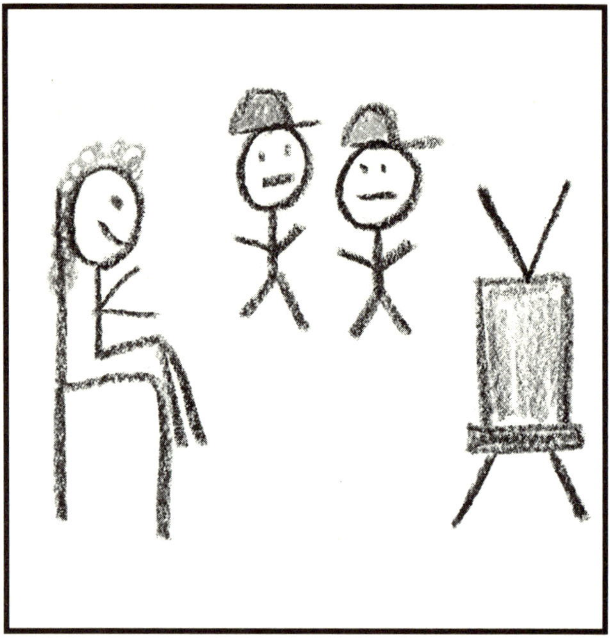

Mach es dir gemütlich,
bis die beiden
dich rausschmeißen.

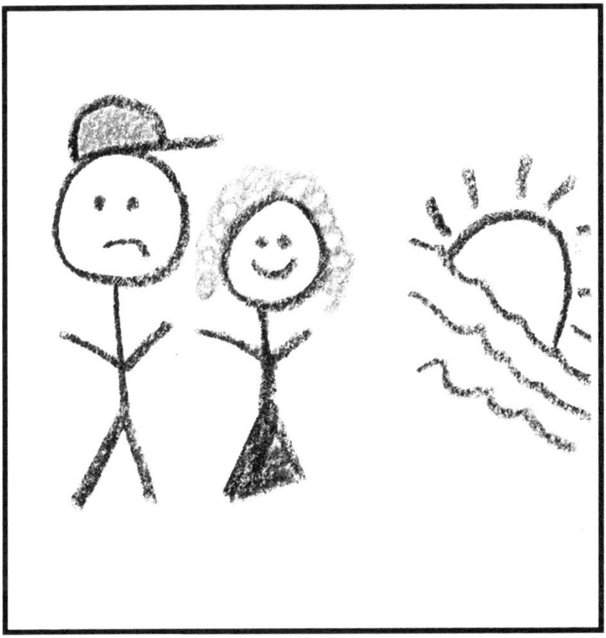

Bitte ihn, was mit dir zu unternehmen – ausnahmsweise »wir beide ganz allein.«

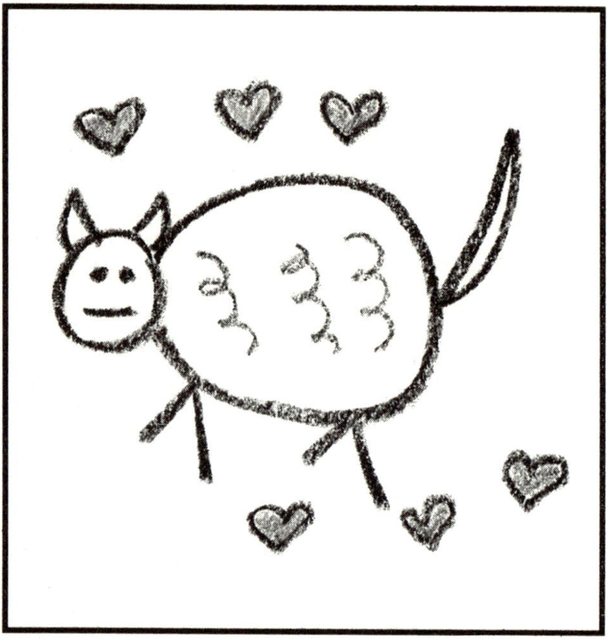

Fahr kurz beim Tierheim vorbei und such einen Hund aus, den ihr beide adoptieren könnt.

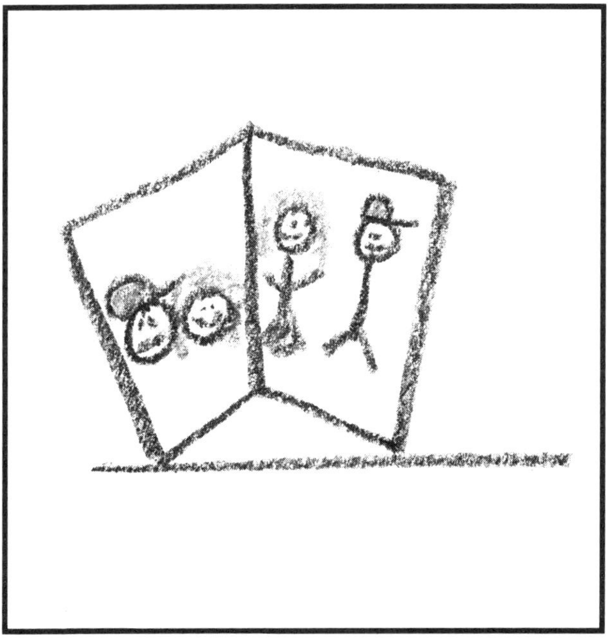

Kauf ihm einen Bilderrahmen,
lass seinen Namen eingravieren
und stecke die Fotos
von Eurem gemeinsamen
»Harry und Sally«-Abend rein.

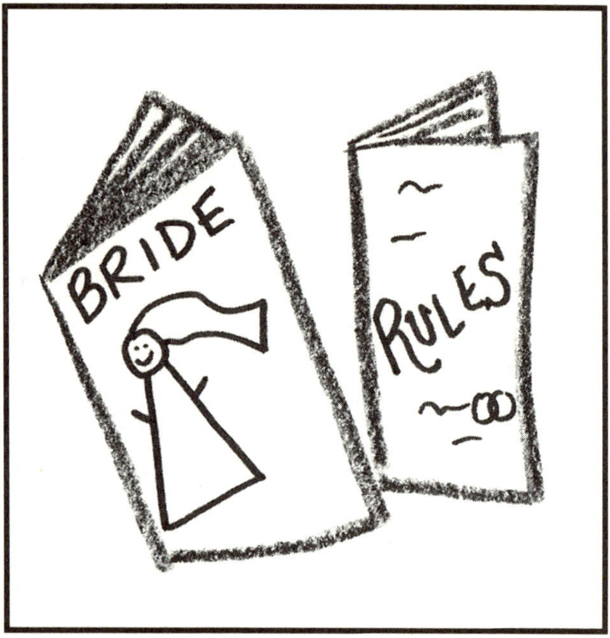

Lass gut sichtbar eine Ausgabe eines Brautmagazins und einen »Hochzeitsplaner« liegen.

(Vielleicht im Bad
oder auf der Toilette.)

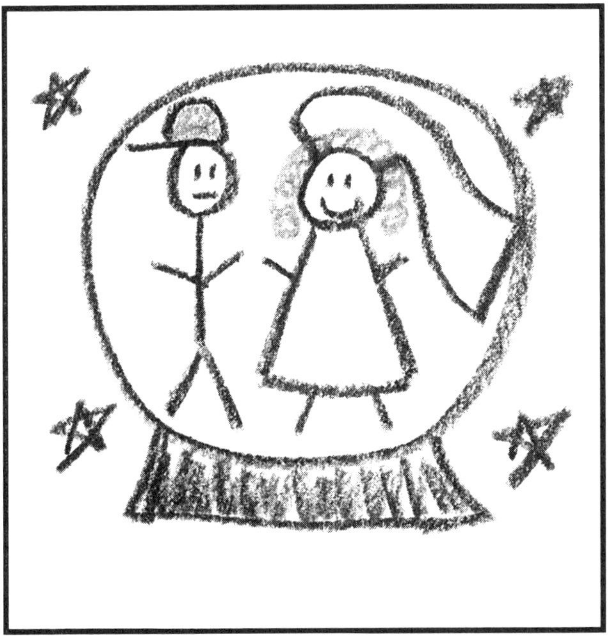

Suche eine Astrologin auf.
Berichte ihm haarklein,
was sie gesagt hat.

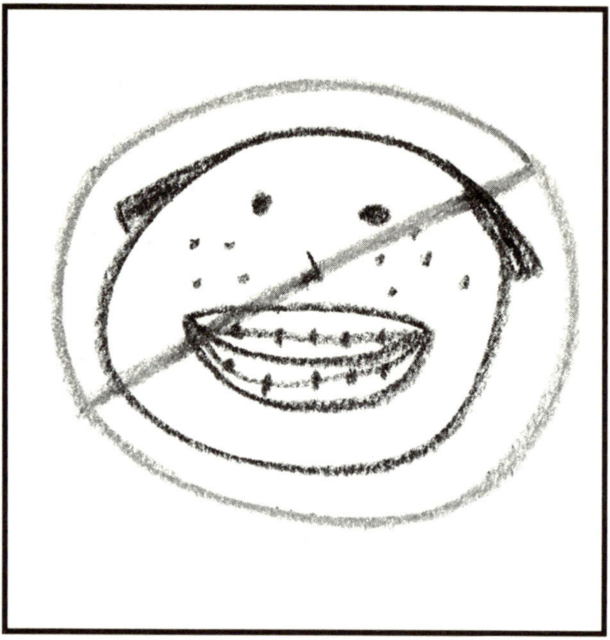

Wenn er eine Bemerkung macht, dass er eine deiner Freundinnen nicht mag, dann zieh augenblicklich über sie her und versichere ihm, dass du sie eigentlich noch nie ausstehen konntest.

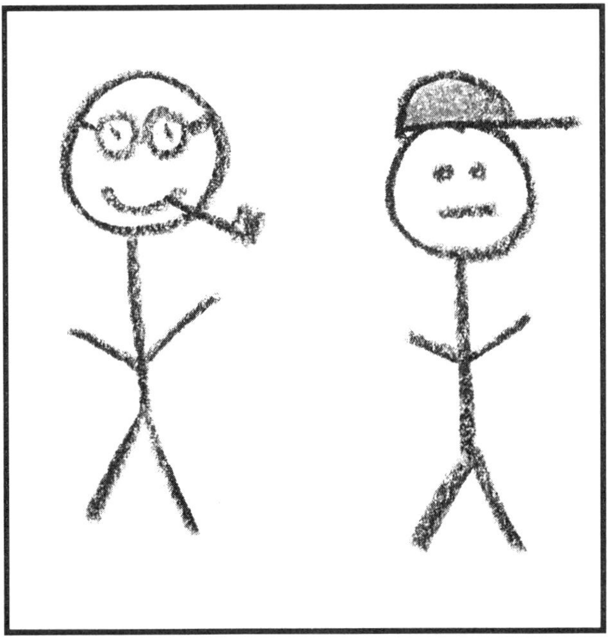

Sag ihm, du könntest es kaum erwarten, dass er endlich deinen Vater kennen lernt, weil sie sich einfach wahnsinnig ähnlich seien.

Wenn er eine Schwester hat,
dann mach sie zu deiner besten
Freundin.

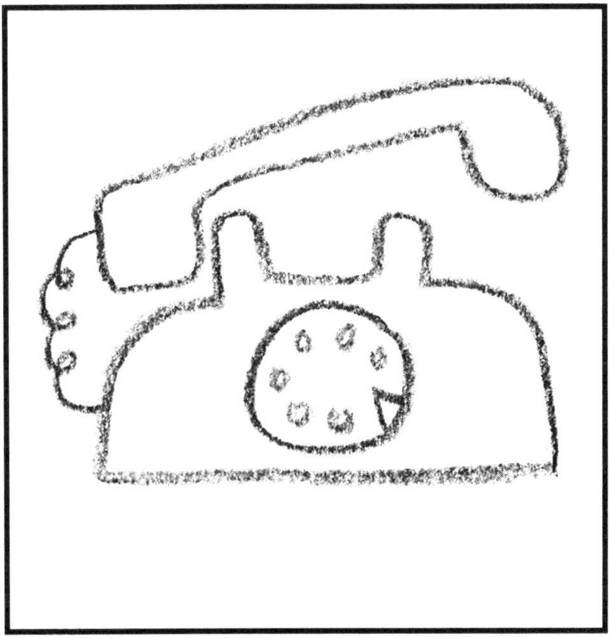

RUF AN!

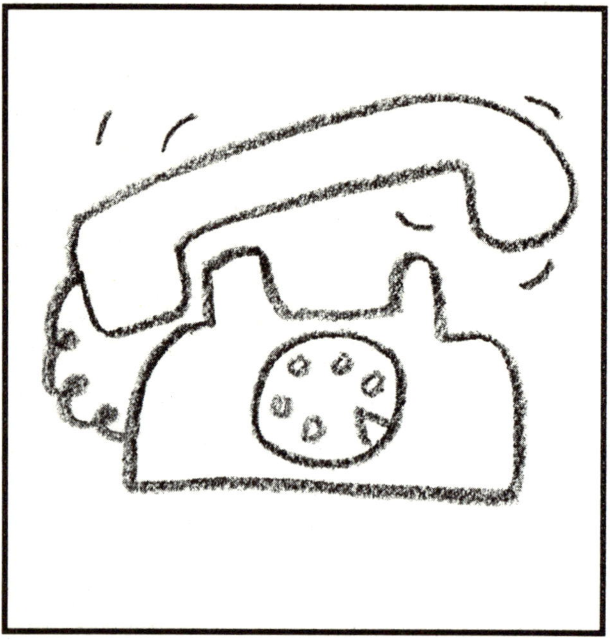

RUF NOCH MAL AN.

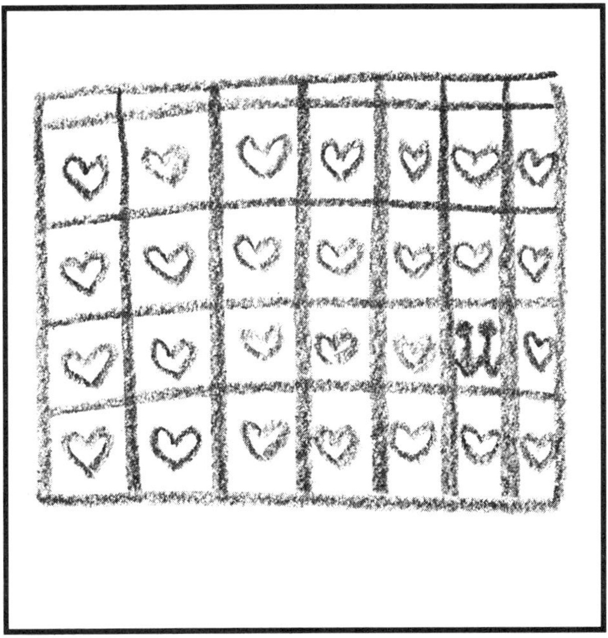

Frag ihn, was er abends vor hat. Wenn er dich nicht dabei haben will, dann sprich von seinem »Männerabend«.

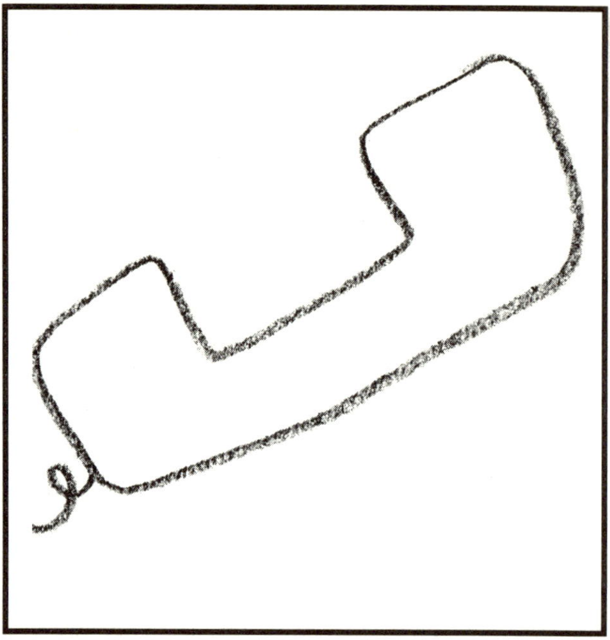

Lass ihn wissen, dass er jederzeit anrufen kann, egal, wann er heimkommt.

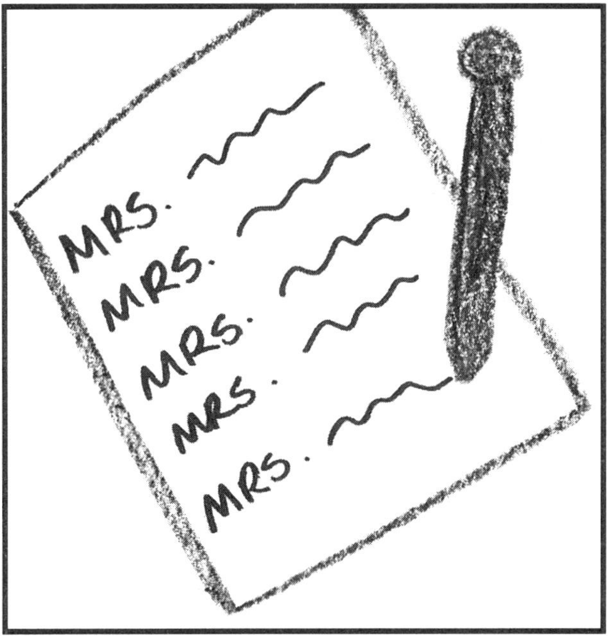

Warte auf seinen Anruf.
Probier deine Unterschrift mit seinem Nachnamen aus – immer wieder.

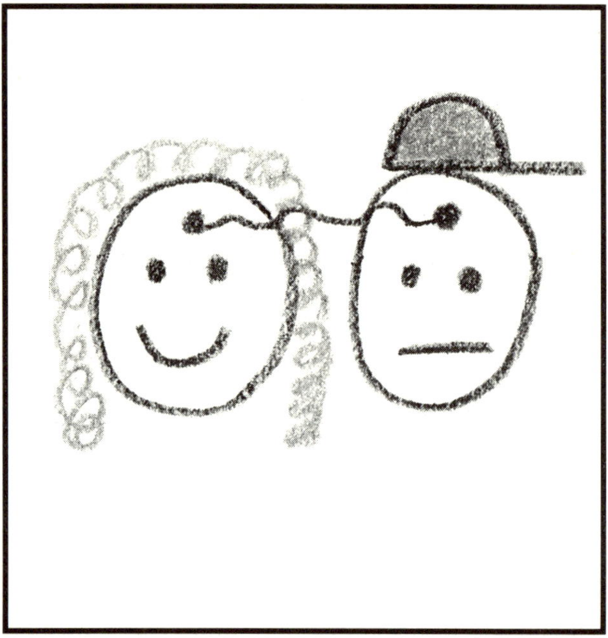

Wenn er anruft, erzähl ihm als Erstes, dass du dir Sorgen um ihn gemacht hast.

Aber du hättest gewusst, dass er anrufen würde, weil du eine Art telepathischer Verbindung zu ihm hast.

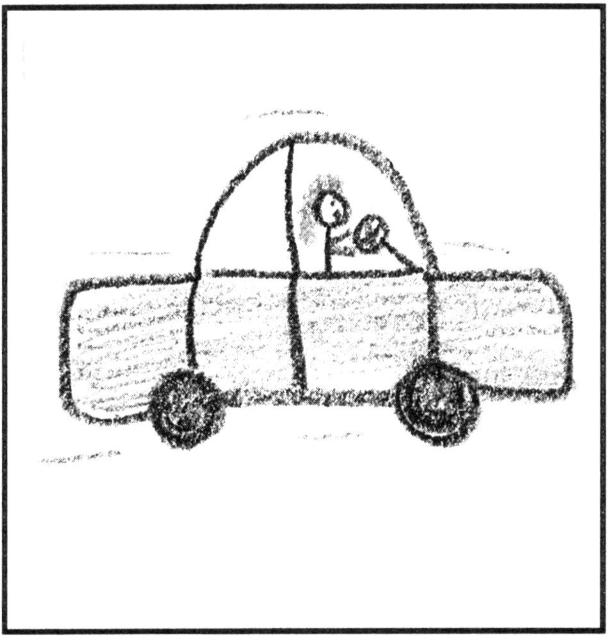

Zieh dich an.
Fahr SOFORT zu ihm rüber,
bevor er wegpennen kann.

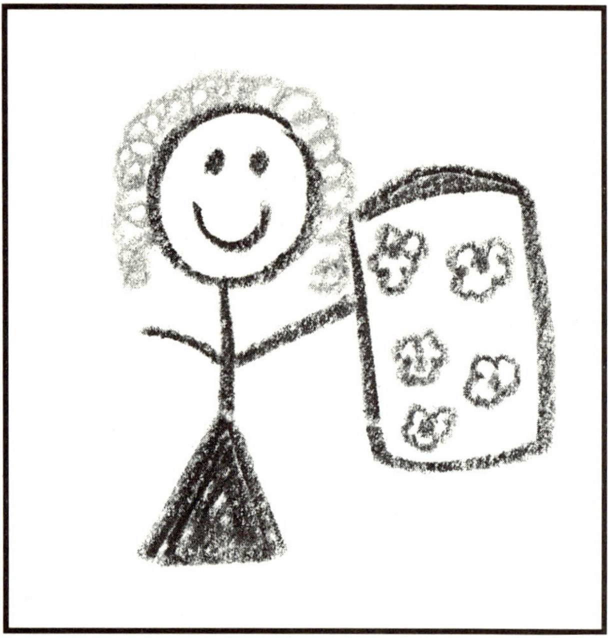

Bring dein Kissen mit.

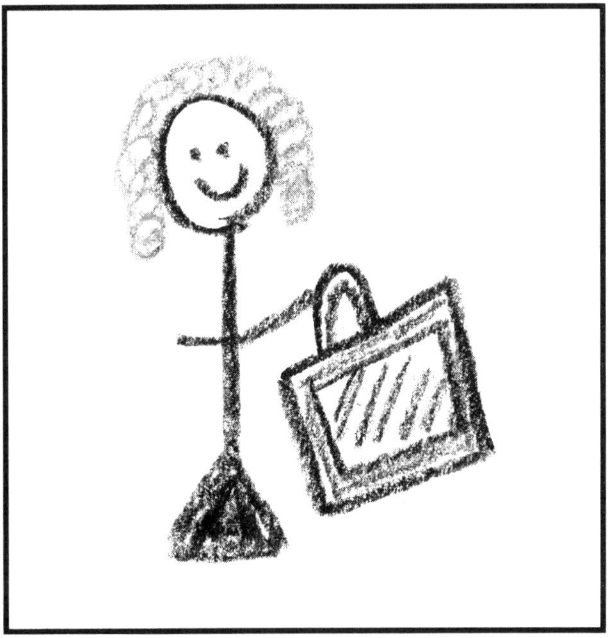

Bring ein paar Sachen
zum Wechseln mit.

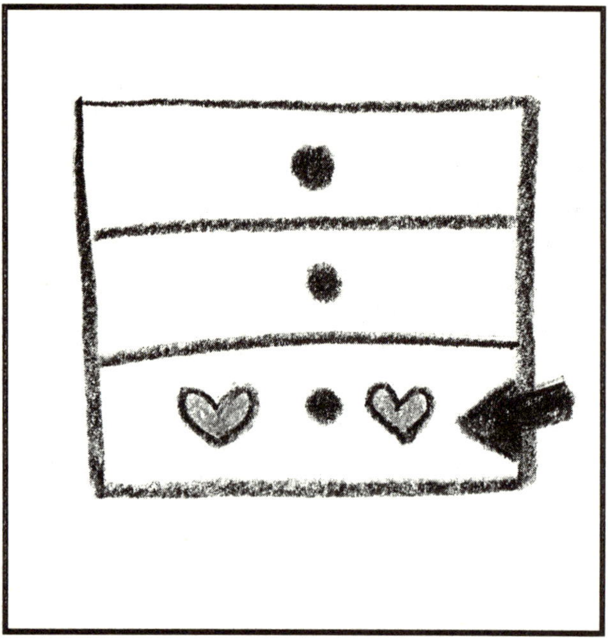

Frag ihn, ob er dir
eine Schublade frei räumt.

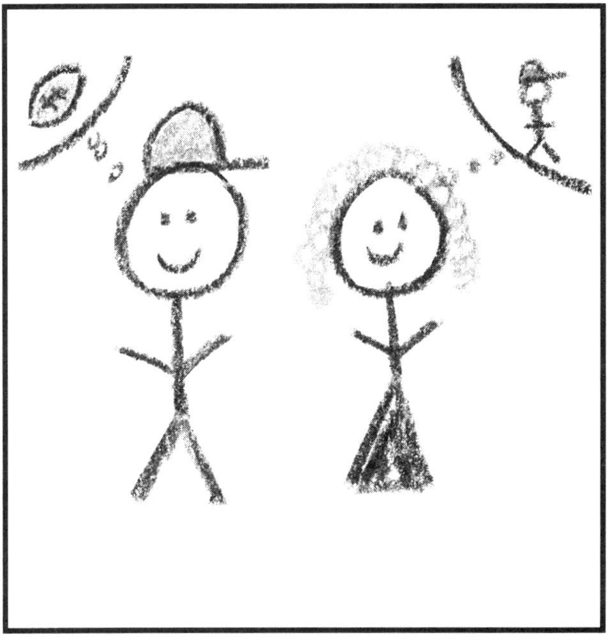

Bevor du mit ihm schläfst,
frag ihn, ob er tagsüber
an dich denkt.
Erklär ihm, dass du ständig
an ihn denkst.

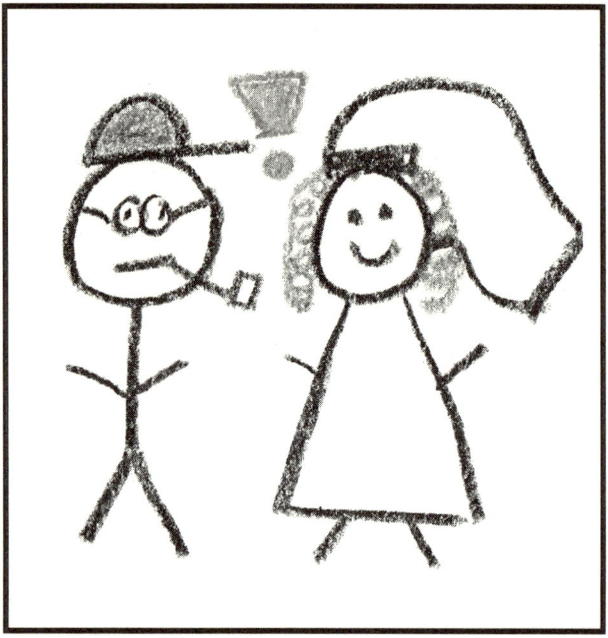

Während du mit ihm schläfst,
erzähl von irgendeiner alarmierenden Statistik, dass fast alle
Frauen Männer heiraten,
die ihren Vätern ähneln.

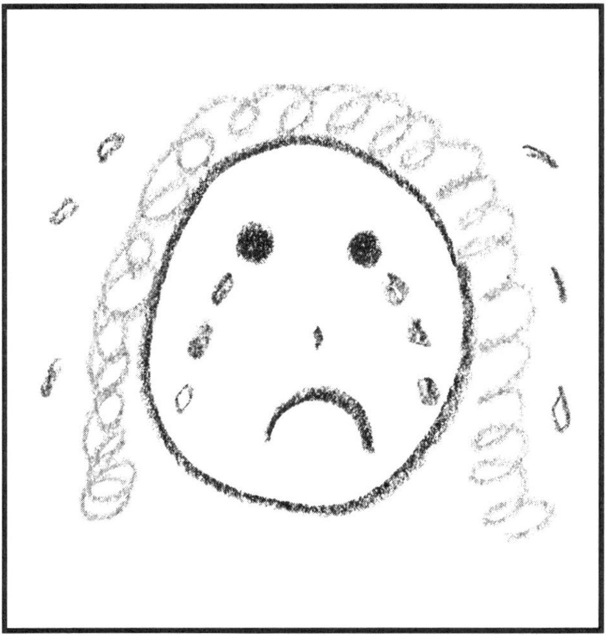

Nachdem du mit ihm
geschlafen hast, weine.

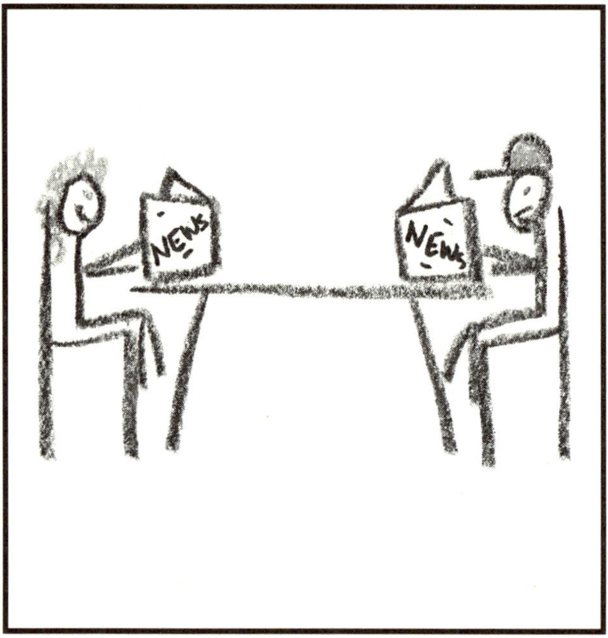

Erzähl ihm, wie ausgefüllt dein Leben ist, seit ihr zusammen seid, und wie toll es ist, endlich in einer erwachsenen Beziehung zu sein.

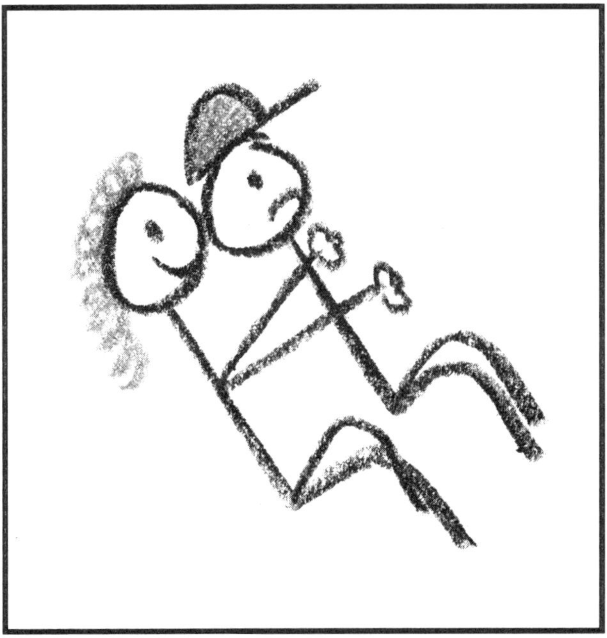

Schlaf in Löffelchen-Stellung ein.

TAG 5

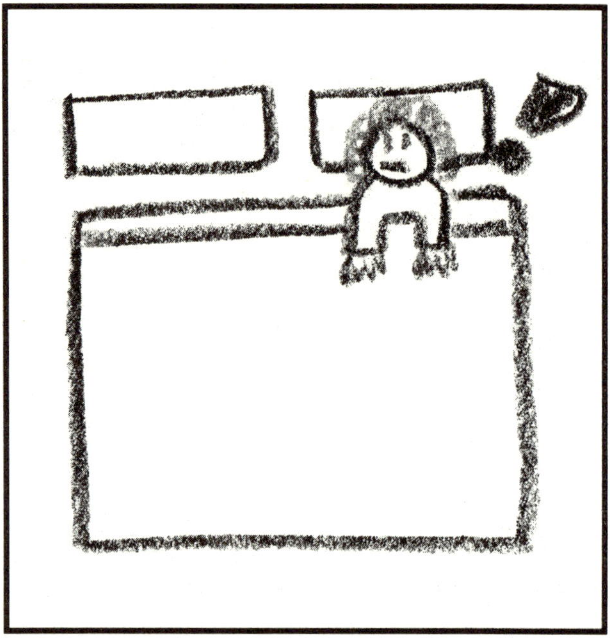

Wenn du aufwachst und er verschwunden ist, dann hab KEINE ANGST.

Er kommt schon wieder.

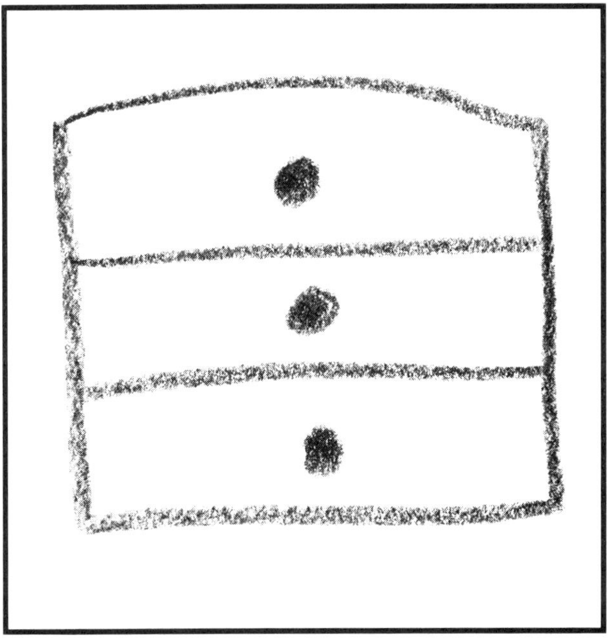

Beschäftige dich irgendwie.
Schau dich in aller Ruhe um.

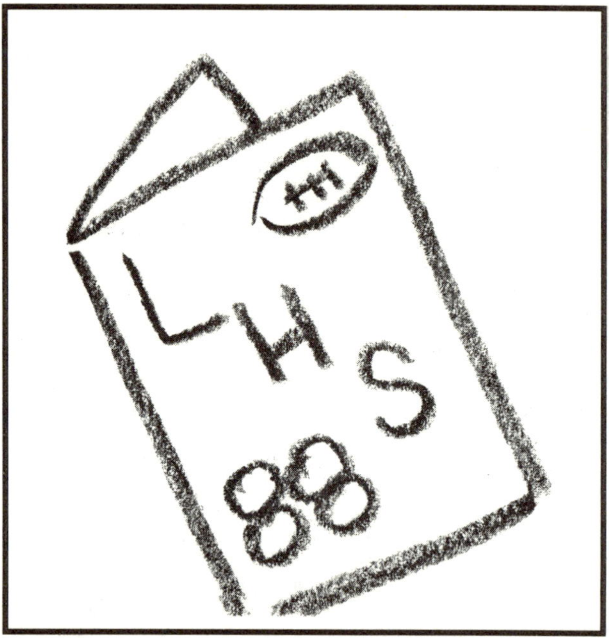

Schnüffle in seinen Sachen,
lies z.B. den Jahresbericht
seiner Schule.

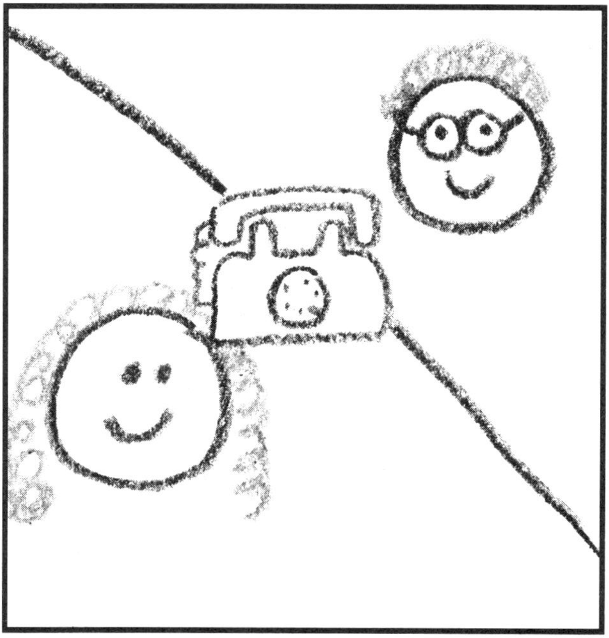

Ruf seine Mutter an
und mach dich mit ihr bekannt.

Überrasche ihn in seinem
eigenen Hemd,
wenn er zurückkommt.
Am besten
in seinem Lieblingshemd.

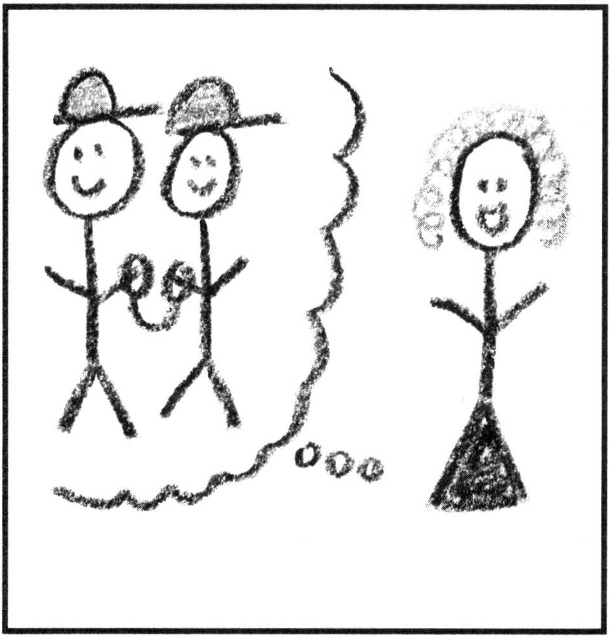

Spiel auf ein paar Gegebenheiten an, die du z.B. im Jahresbericht seiner Schule gelesen hast, wie ...

»Weißt du noch, wie du mit Beni F. nach dem Fußballspiel verhaftet worden bist? So was Komisches hab ich noch nie gehört.«

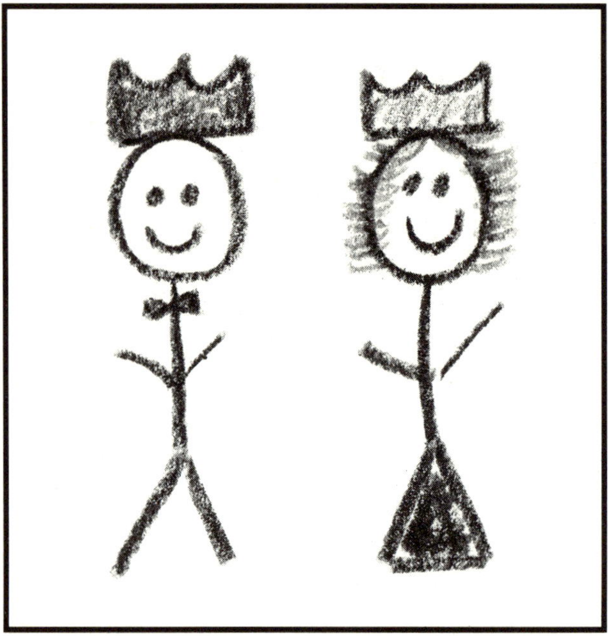

Frag ihn, ob er immer noch was für Mary M. empfindet.

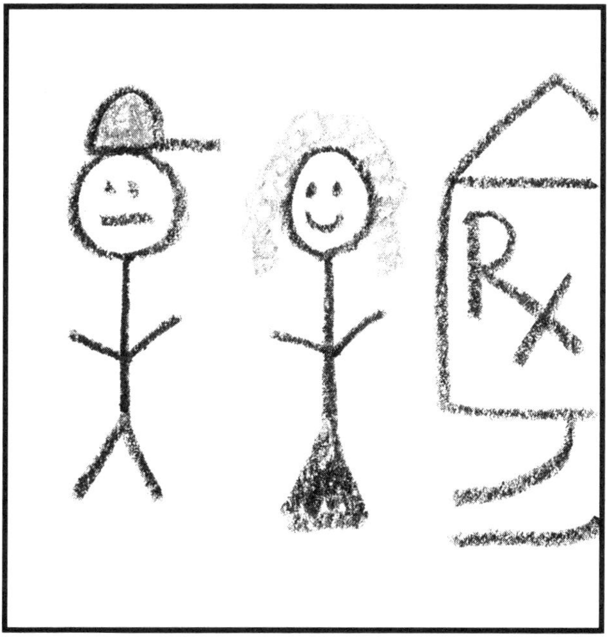

Wenn er behauptet,
er müsse noch was besorgen,
dann frag,
ob du nicht mitkommen kannst.

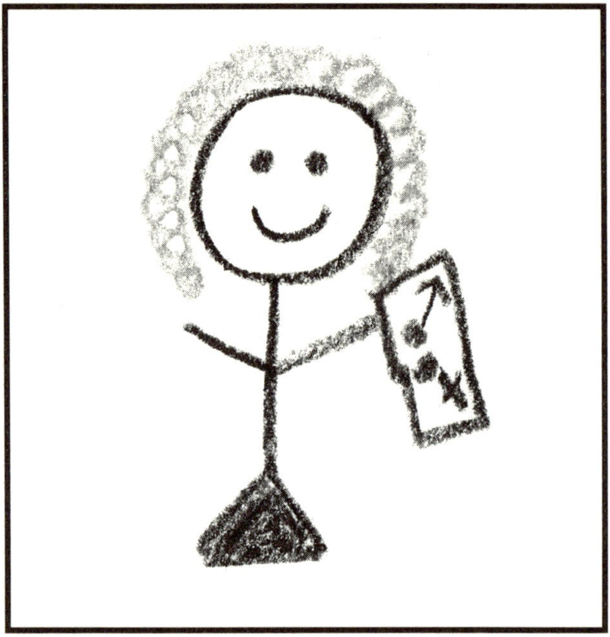

Nimm aus der Apotheke einen Schwangerschaftstest mit. Sprich ihn vor der Apothekerin als »Paps« an.

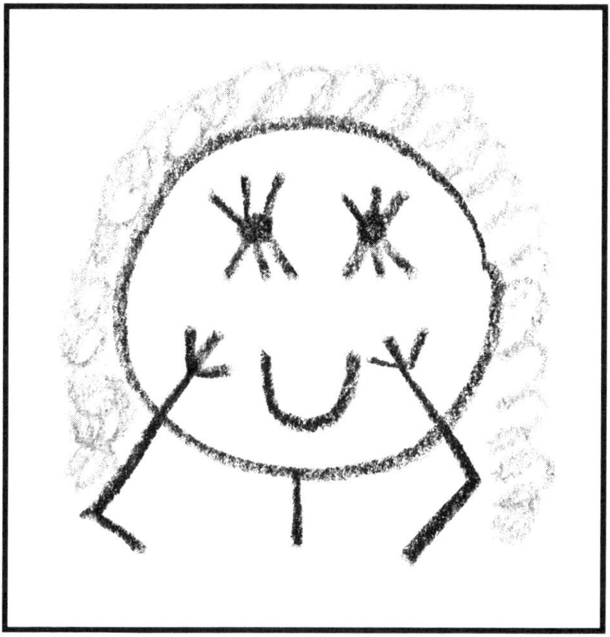

Sprich in deiner niedlichsten
Babystimme – behalte sie bei.

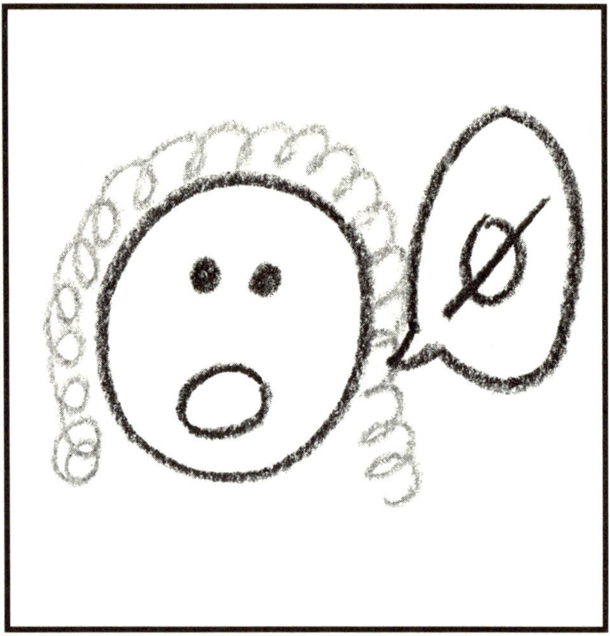

Mach nie irgendwelche Vorschläge.

Sag immer nur:
»Ganz wie du willst.«

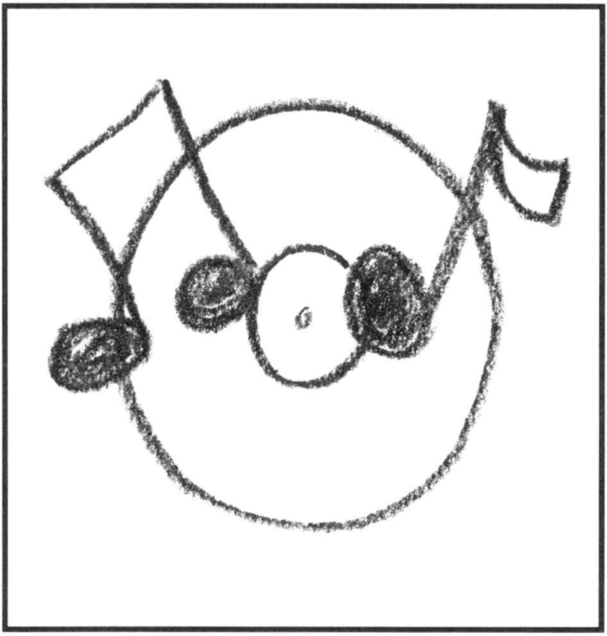

Erkundige dich nach
seiner Lieblingsband.
Zieh los, kauf dir die CDs
und lerne alle Texte auswendig.

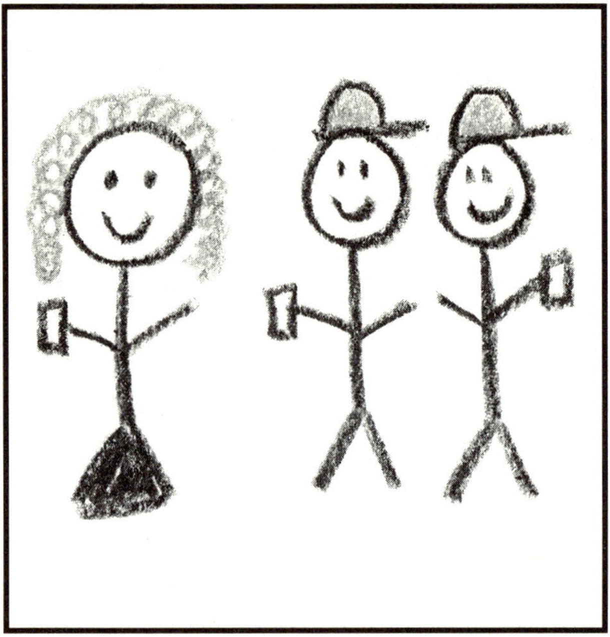

Geh mit seinen Freunden aus.

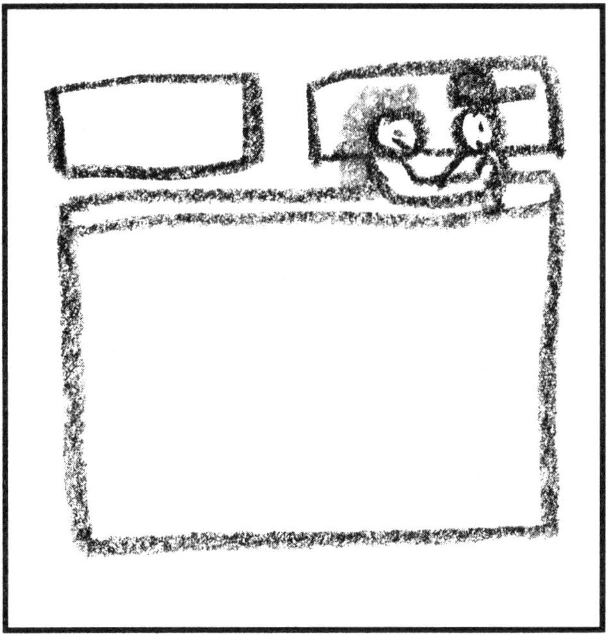

Komm mitten in der Nacht nach Haus. Kriech zu ihm ins Bett. Stell deinen inneren Wecker so, dass du vor ihm wach wirst und schlinge dann gleich seine Arme um dich.

TAG 6

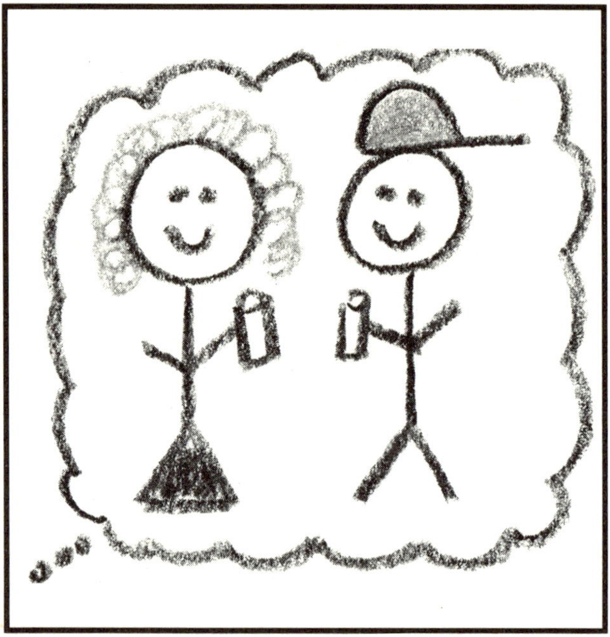

Sprich von Tag 1:
»Weißt du noch, wie wir ...«

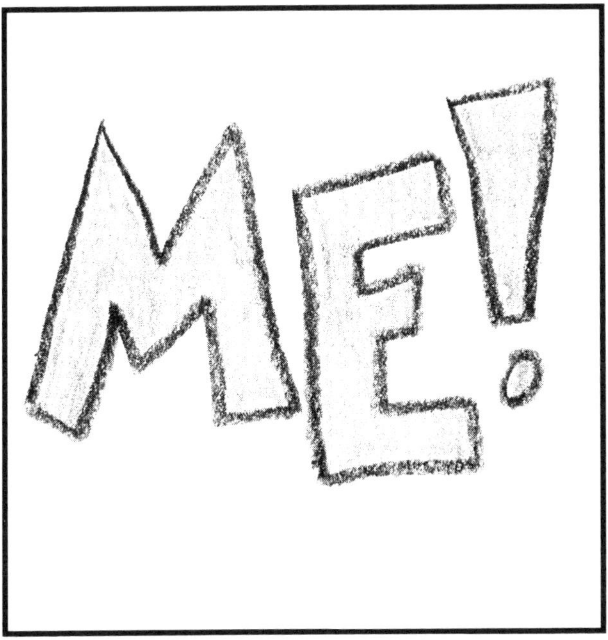

Wenn du ihn anrufst,
nenne nie deinen Namen – von
nun an heißt es nur noch:
»Ich bin's.«

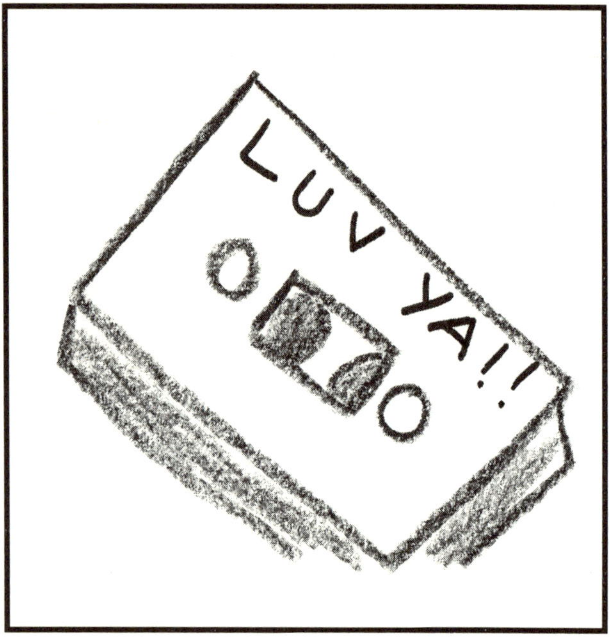

Nimm ihm eine Kassette
mit allen »euren« Liedern auf.

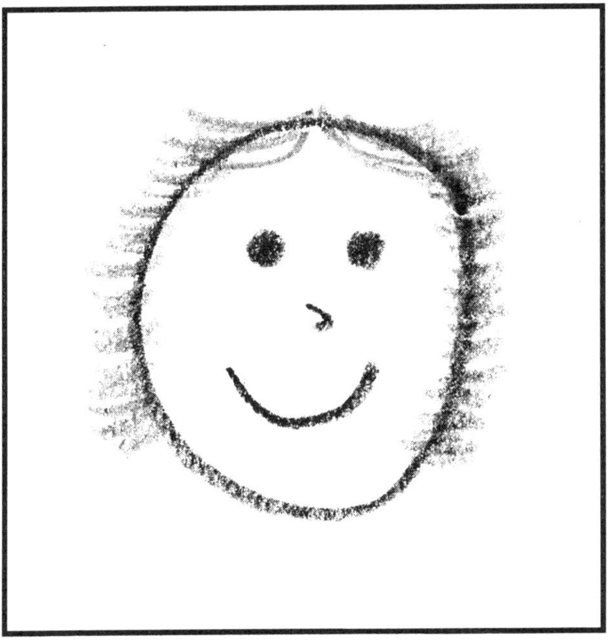

Lass dir das Haar
wie Mary M. schneiden.

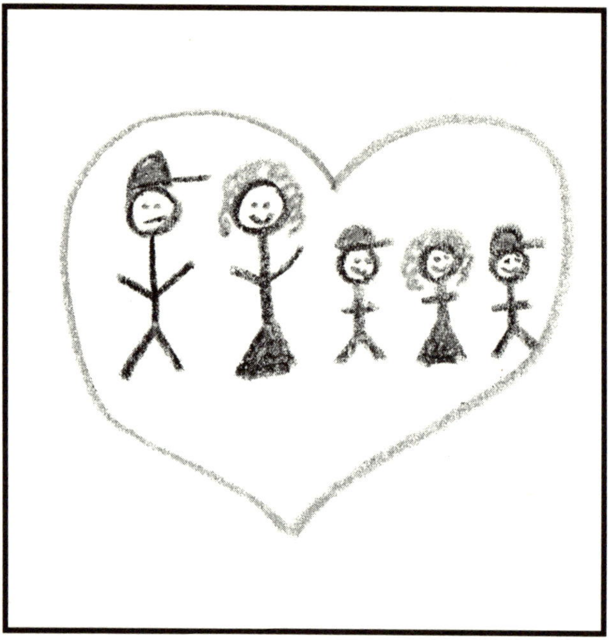

Lass dir von allen Freundinnen bestätigen, was für ein süßes Paar ihr abgebt und was für schöne Kinder ihr haben werdet.

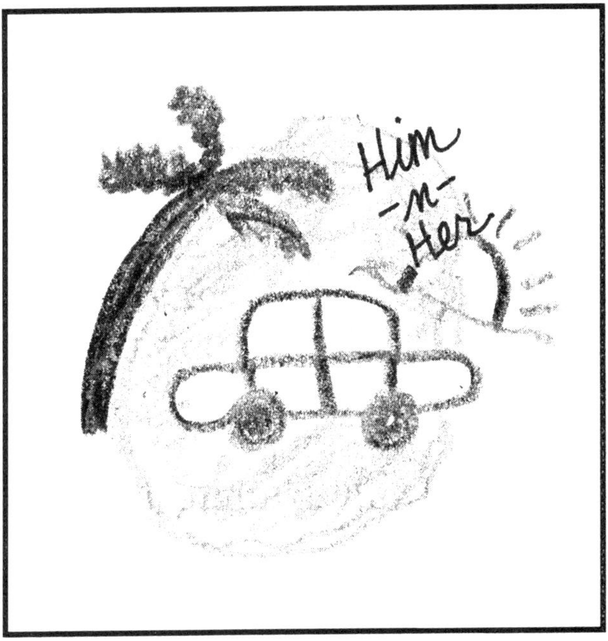

Lass ihm ein Airbrush-T-Shirt
machen mit euren Namen
und seinem Auto darauf.

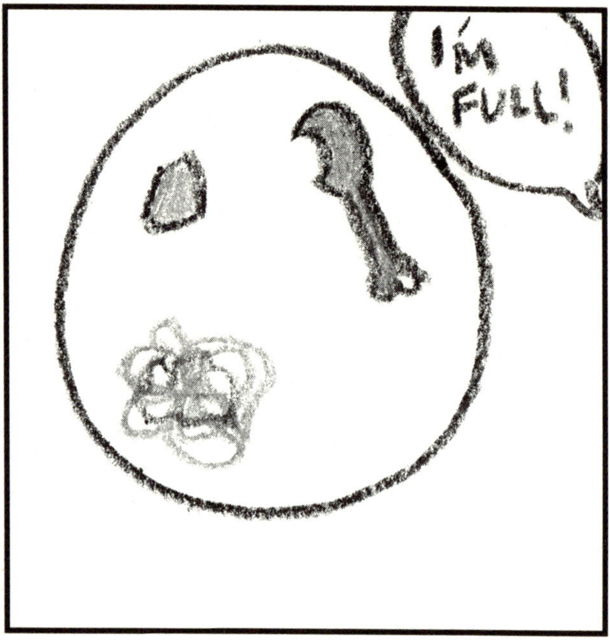

Gib damit an, wie viel du heute NICHT gegessen hast.

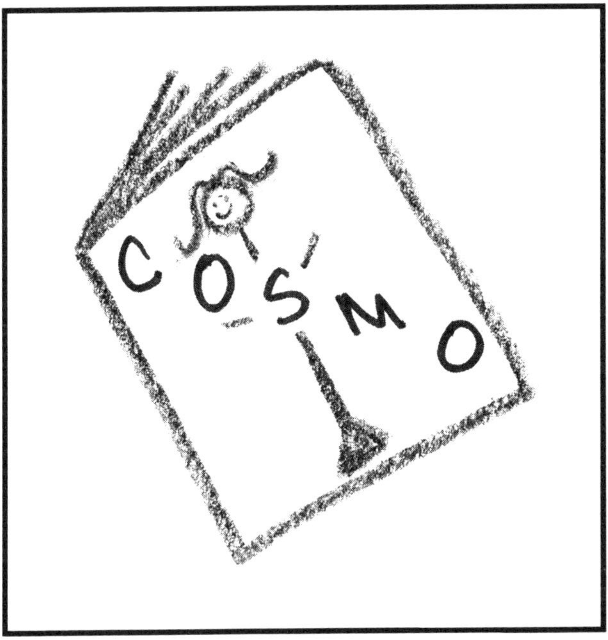

Mach nach dem Sex
einen Partnerschafts-Test
mit ihm.

TAG 7

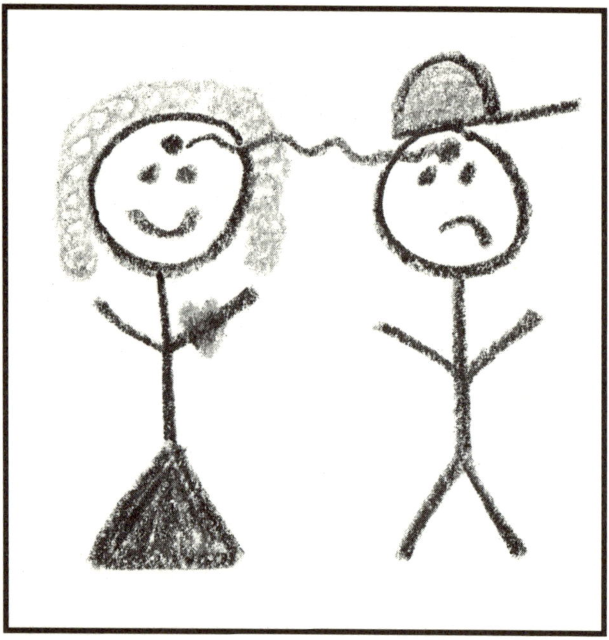

Sag ihm, dass du ihn liebst. Dann legst du sofort den Finger auf seinen Mund und erklärst ihm, dass er gar nichts zu sagen braucht, weil du genau spürst, was er für dich empfindet.

Außerdem habe deine Astrologin es dir verraten.

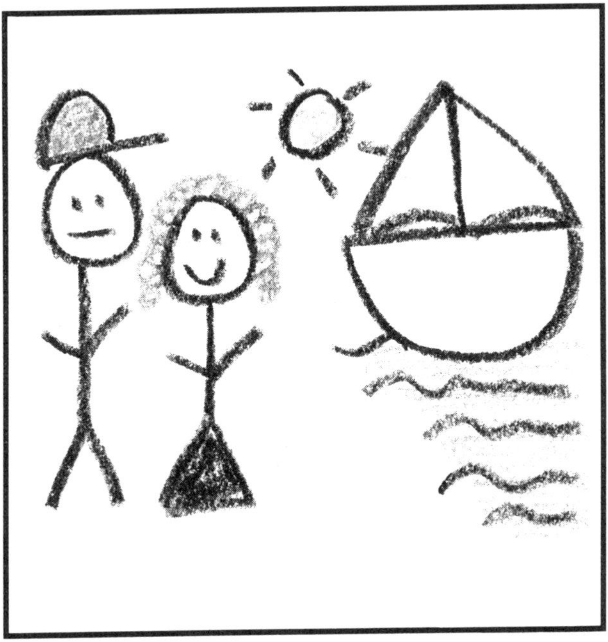

Schmiede Pläne
für einen romantischen Urlaub.

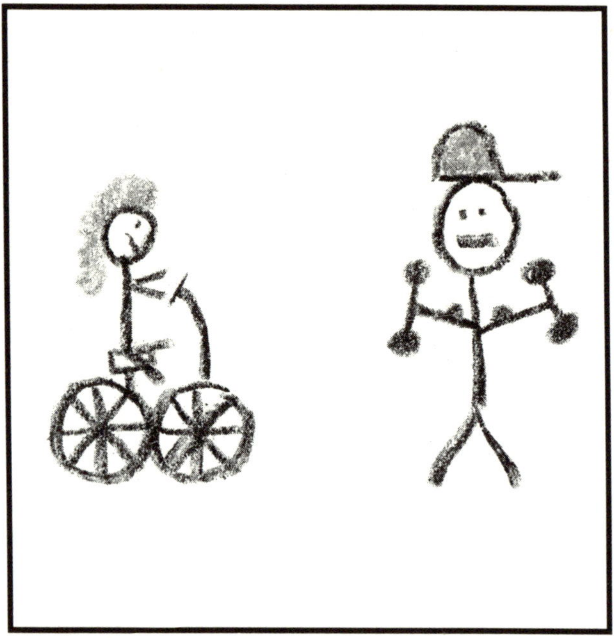

Schreib dich
bei seinem Fitnessstudio ein.

Lauf ihm dort zufällig
über den Weg.

Jedes Mal, wenn du ihm
zufällig über den Weg läufst,
sprich von einem
»gaaanz eigenartigen Zufall«.

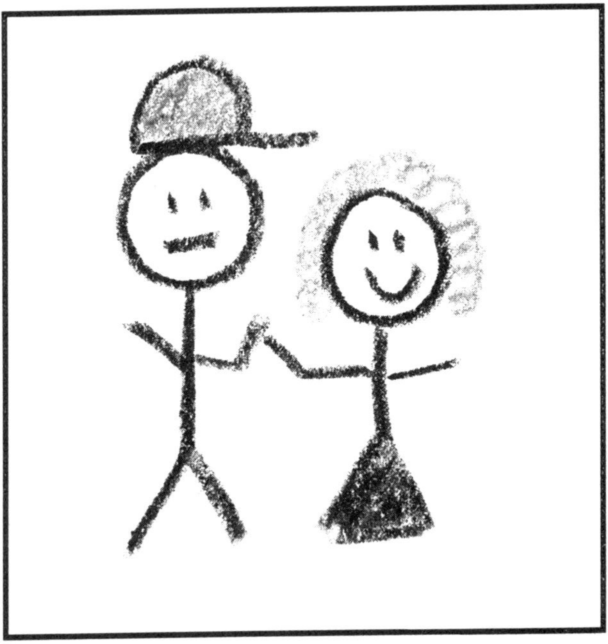

Berühr ihn ständig – und wenn es nur am Ellbogen ist.

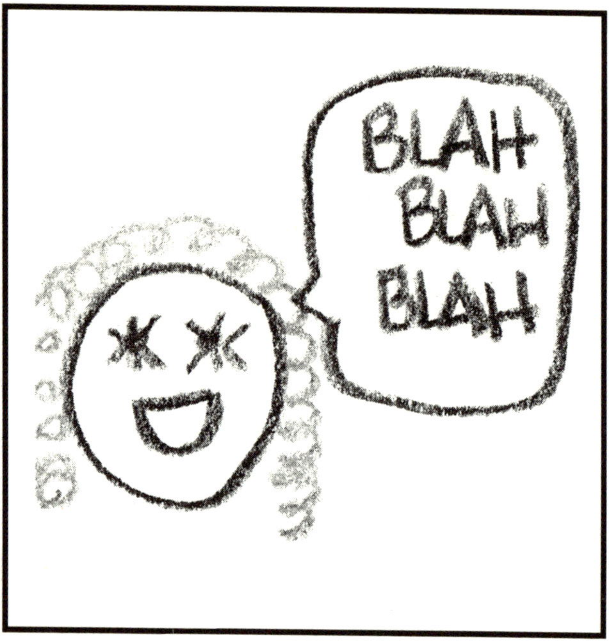

Lass ihn nicht zu Wort kommen.

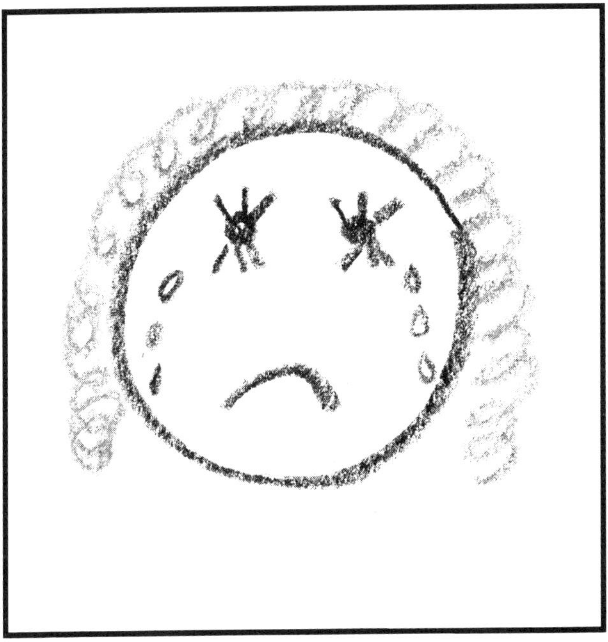

Weine beim Sex.

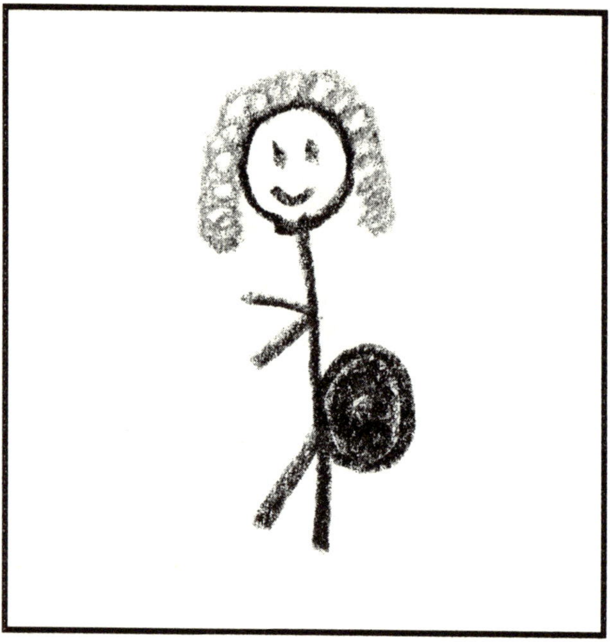

Eröffne ihm nach dem Sex,
dass du die Pille abgesetzt hast,
weil du glaubst,
dass du fett davon wirst.

Frag ihn,
ob er einverstanden ist.

TAG 8

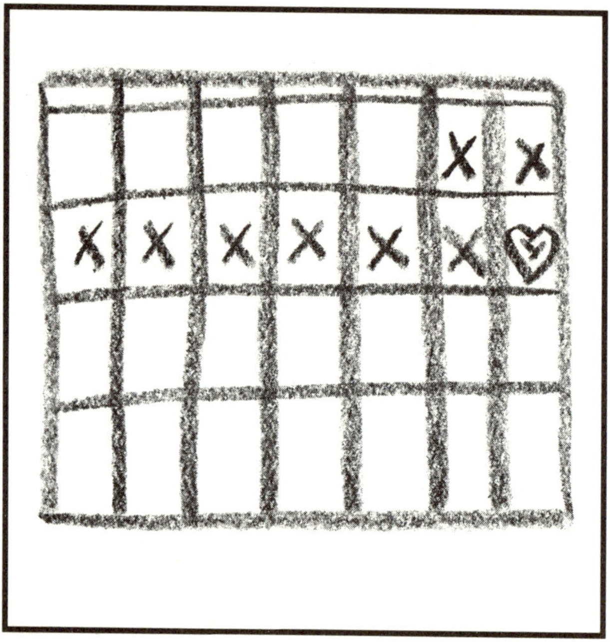

Erzähl ihm, dass du noch nie so lange mit einem Mann zusammen warst wie mit ihm.

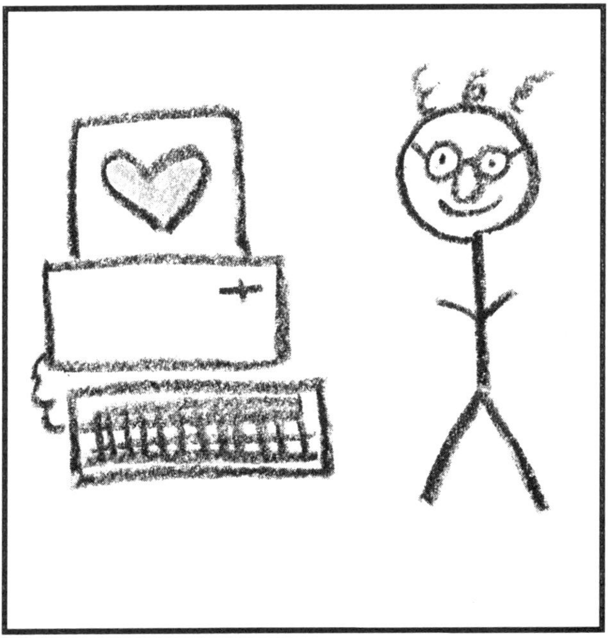

Und dass du deinen letzten
Freund übers Internet
kennen gelernt hast.

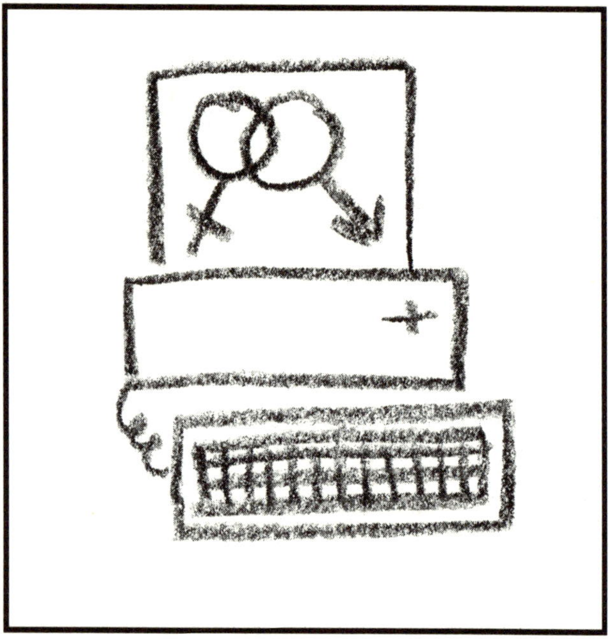

Dann schlag ihm Cybersex vor.

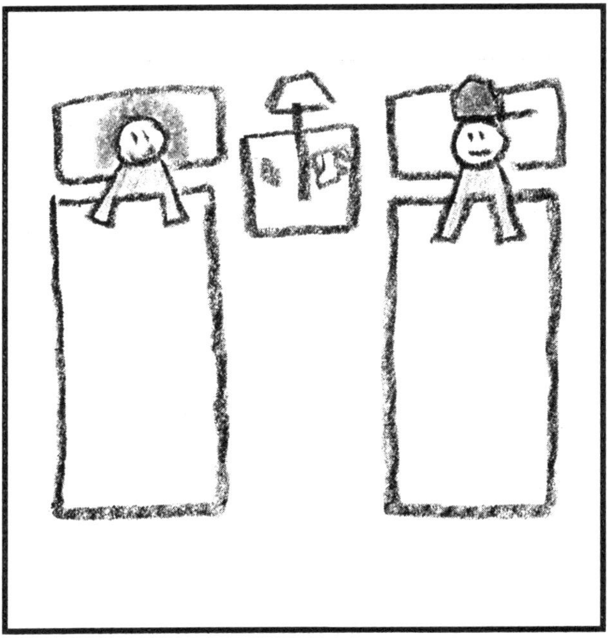

Mach den Vorschlag,
eine Weile enthaltsam
zu bleiben.

Damit es beim nächsten Mal
noch heißer wird.

TAG 9

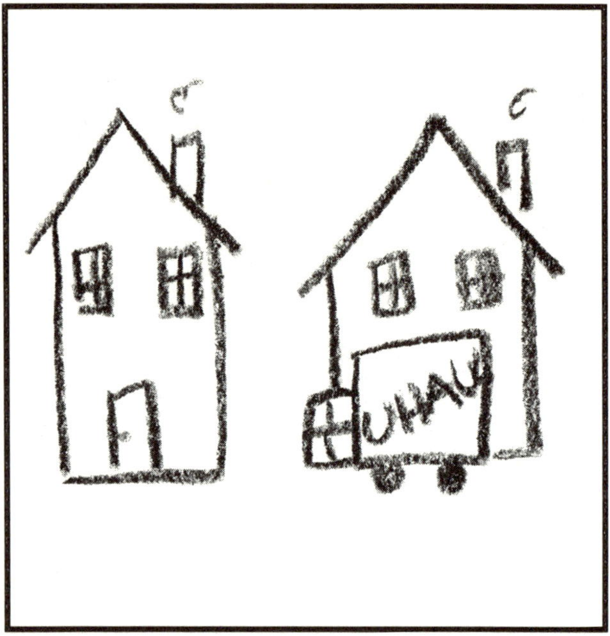

Zieh in seine Nähe.

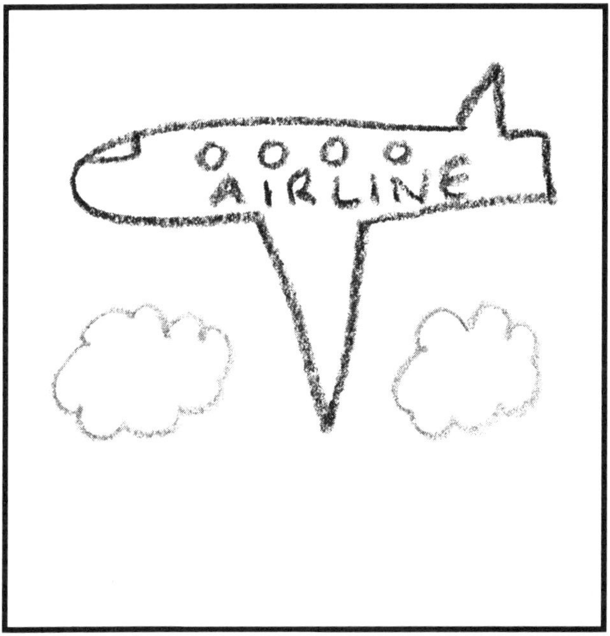

Lass deine Eltern einfliegen,
damit sie ihn kennen lernen.

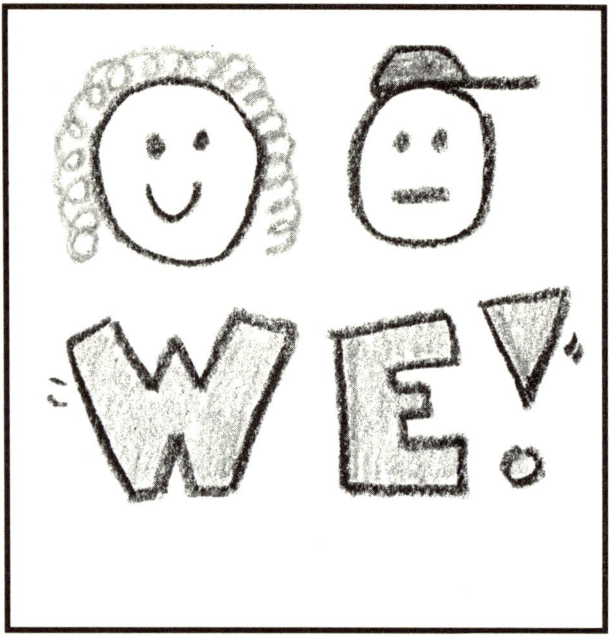

Sprich nie von dir
in der Einzahl – von nun an
heißt es ausschließlich
»wir«.

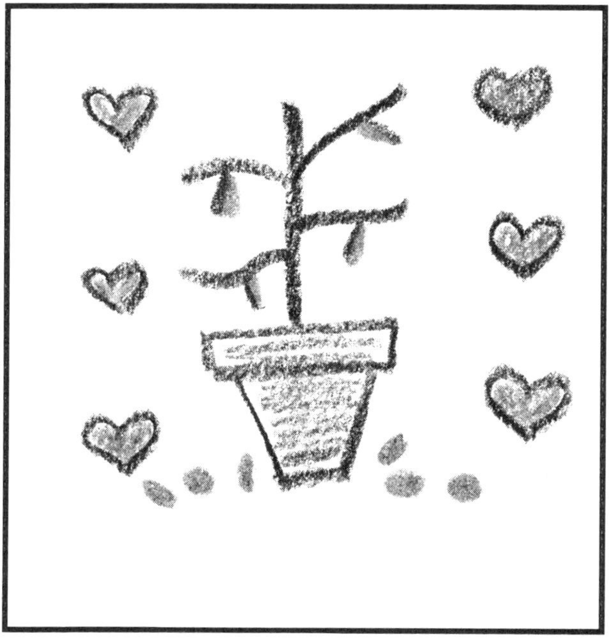

Achte peinlich genau darauf,
dass es »eurer« Pflanze
auch gut geht.
Warne ihn, dass eure Beziehung
eingehen wird, wenn sie es tut.

TAG 10

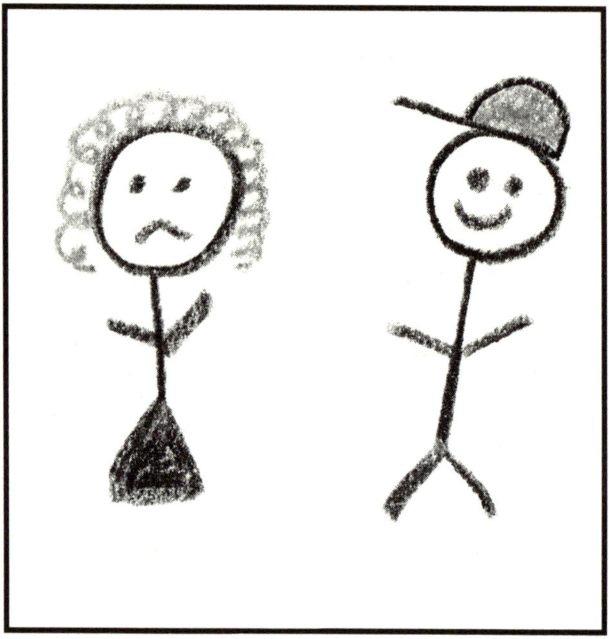

Eröffne ihm, dass er sich verändert hat und du ihn nicht wiedererkennst.

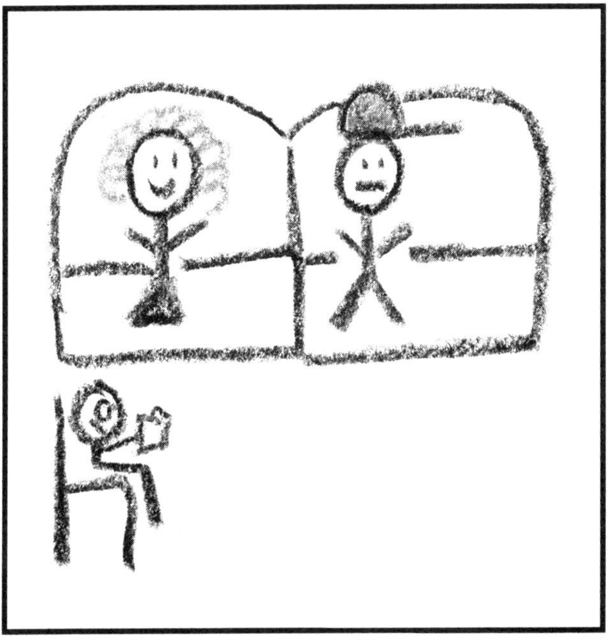

Schlag ihm eine Paartherapie vor.

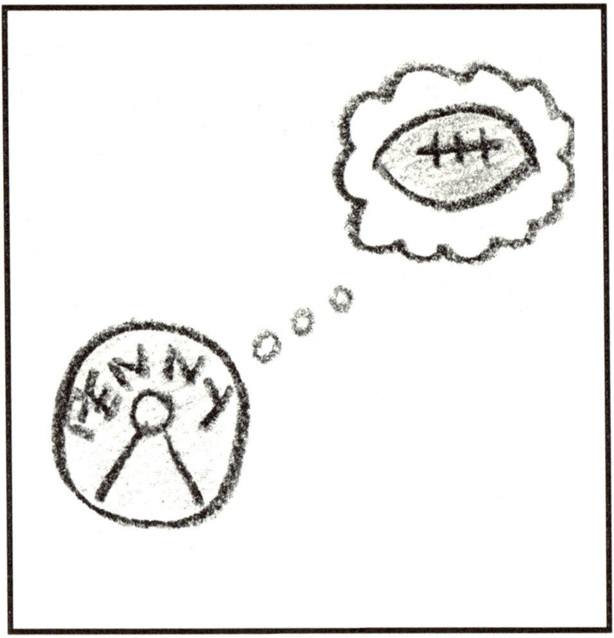

Frag ihn so oft wie möglich,
woran er gerade denkt.
Verwende dabei den Satz:
»Einen Penny
für deine Gedanken.«

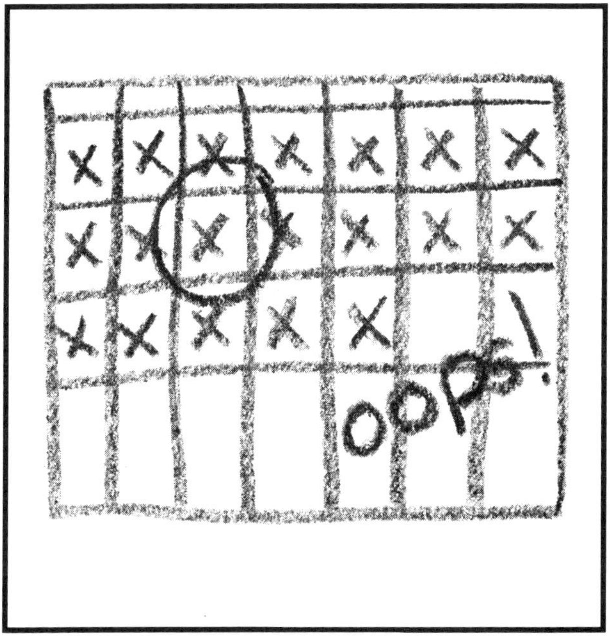

Spiel ihm vor,
deine Periode sei ausgeblieben.
(Das könnte dir
ein paar zusätzliche Wochen
mit ihm verschaffen.)

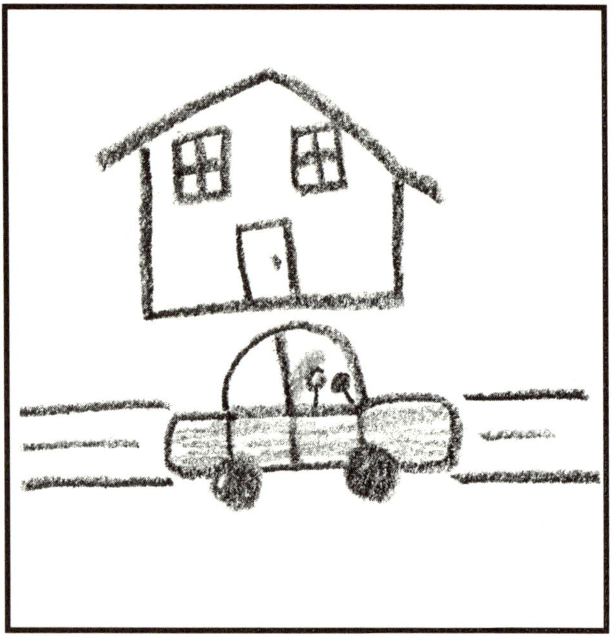

Falls du einen Job hast:
melde dich krank.
(Du willst schließlich keine
Stunde mit ihm verpassen.)

Fahr immer wieder an seinem
Haus vorbei.

Hinterlasse ein Gedicht
und eine langstielige rote Rose
an seiner Haustür.

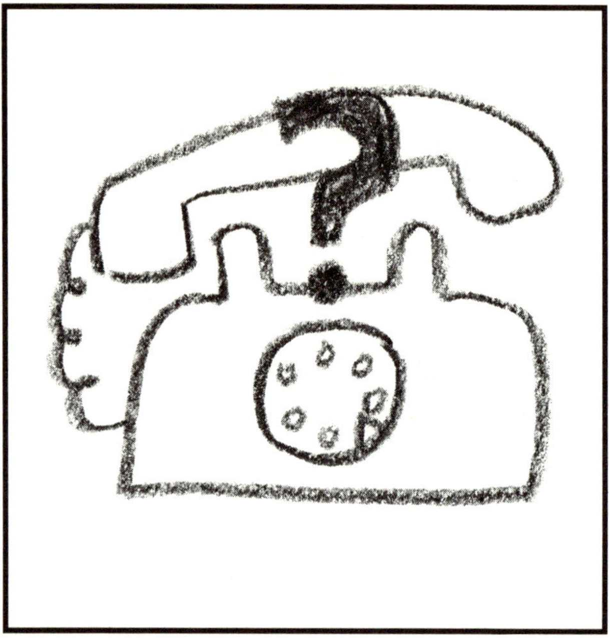

Ruf seine Freunde an
und frag sie um Rat.

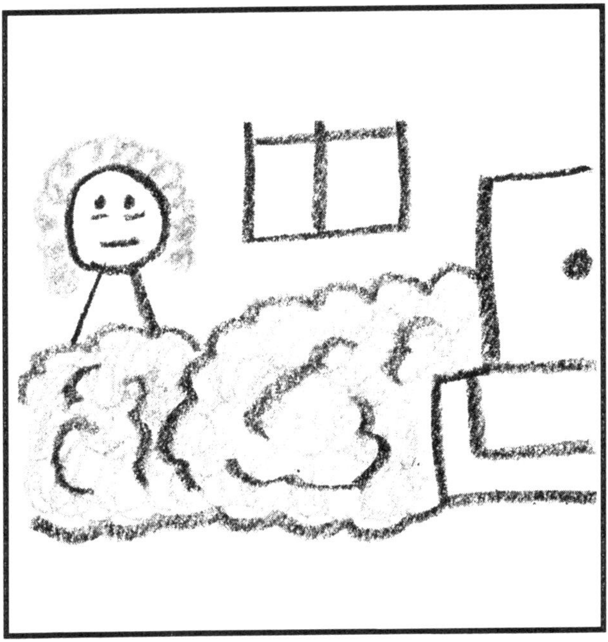

Versteck dich im Gebüsch.
(Vielleicht betrügt er dich ja.)

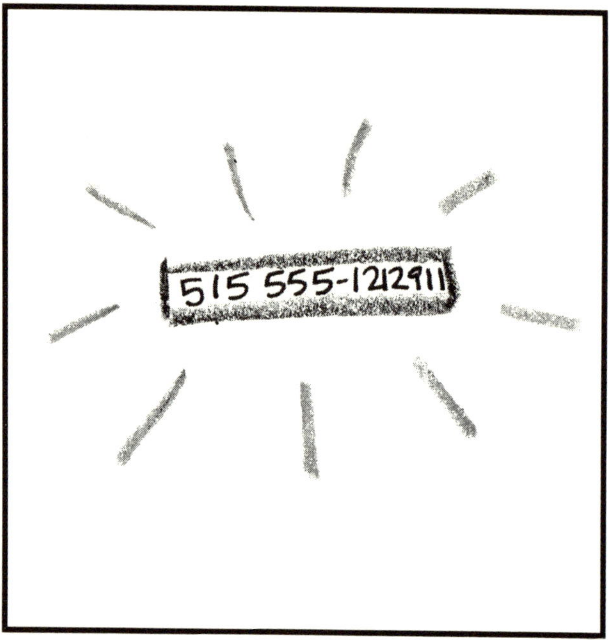

Schick ihm eine Notruf-SMS.
HILFE-HILFE-HILFE

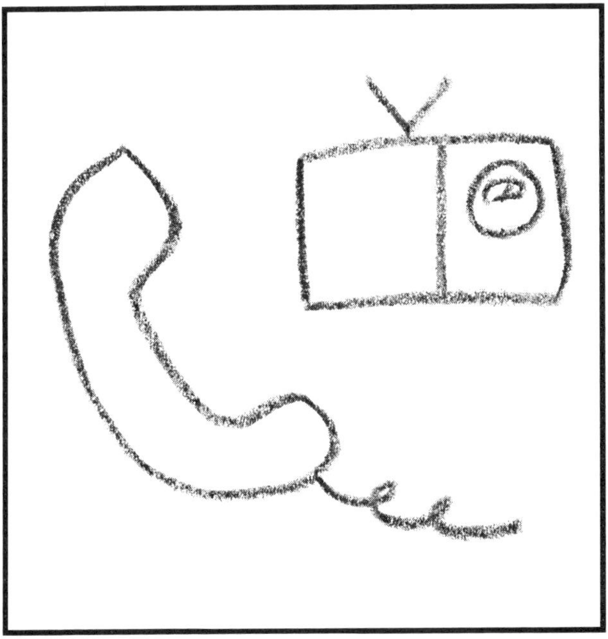

Ruf beim Radio an,
sag Grüße für ihn durch
und lass euer Lied spielen.

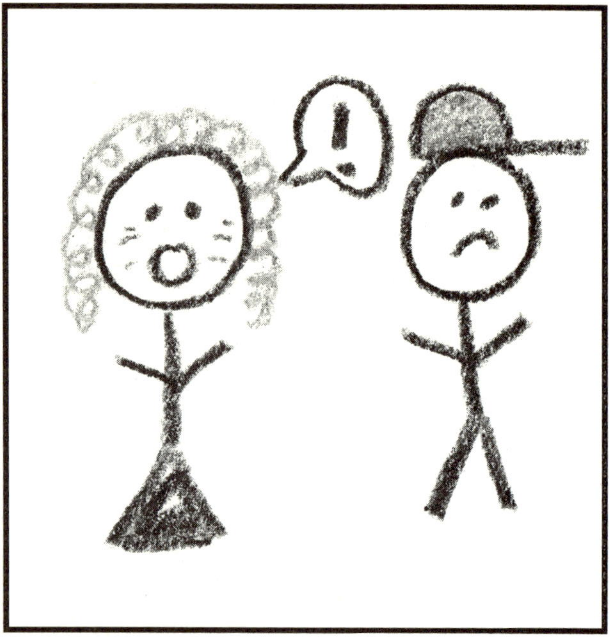

Stell ihn zur Rede.

Heule, tobe, wirf mit Schuhen nach ihm, brich auf der Motorhaube seines Autos zusammen – lass nichts unversucht, um ihn zurückzugewinnen.

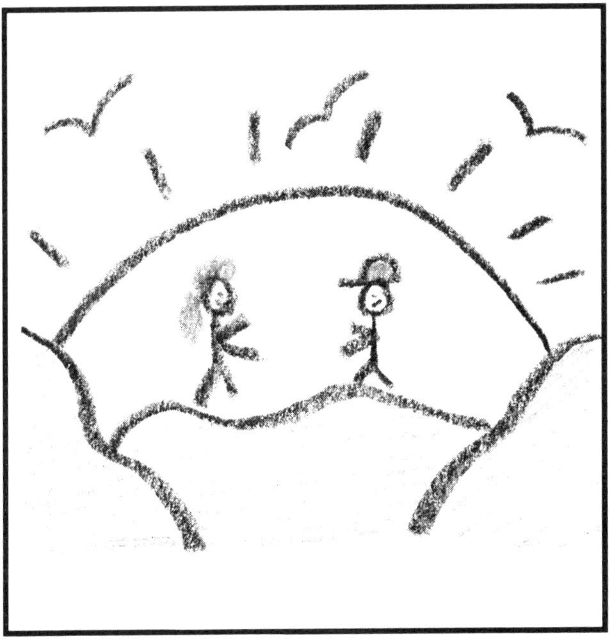

Falls gar nichts zieht,
zitiere das alte Sprichwort:
»Was du liebst, das gebe frei,
Will's das Schicksal,
kommt's wieder herbei.«

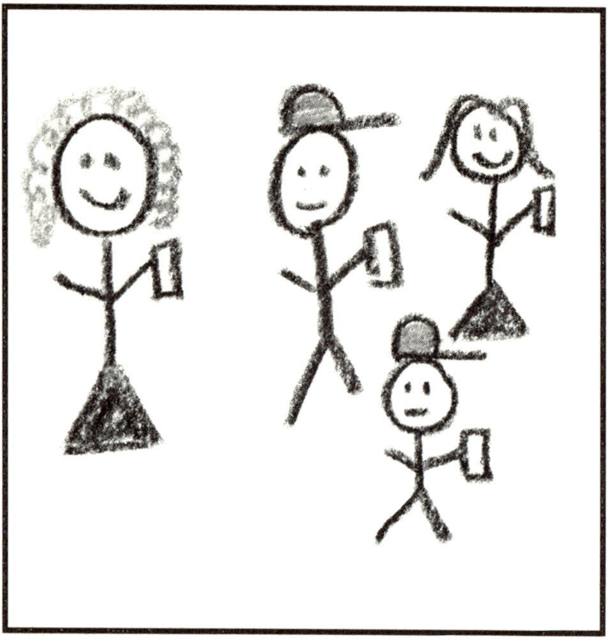

Geh auf eine Party.

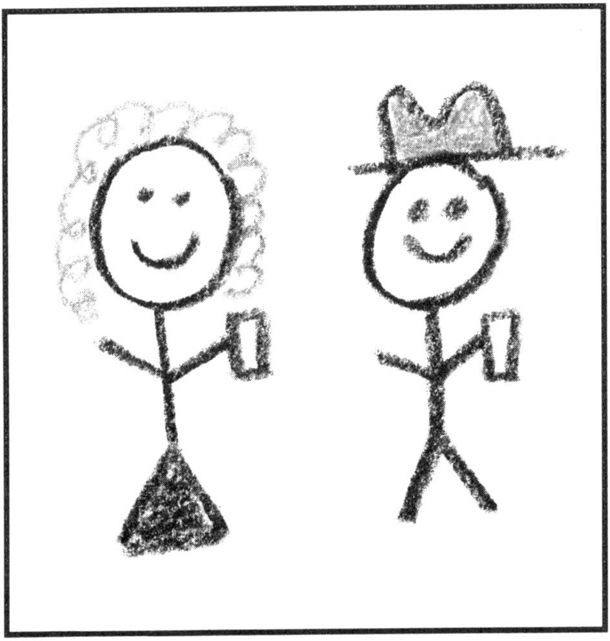

Lerne jemand Neuen kennen
(Und beginne wieder bei Tag 1.)

Danksagung

Jeannie und Michele danken:

Unseren Familien: Johnny & Marilyn Long, Ray & Judy Alexander, Keith & Cassy Alexander und Carrie & Shari Lynne Long.

Unseren Freunden: Tanya Sheer, David Grant, James Kirtley, Matt McDowell, Bethany Rogers, Elizabeth Baker, Sara Pitchford, Heather Hoffman, Marc Weinbach, Tony George, Ko. Scott sowie allen bei Asylm, allen bei Geffen und allen, die wir hier vergessen haben ... danke!

Unser besonderer Dank gilt Jay Mandel, unserer Lektorin Kathie Hall, Therese McDonald, Kevin James, Kenneth Norwick und Ted Volk und nicht zuletzt Brian Alexander – der all das ermöglicht hat.

Über die Autorinnen

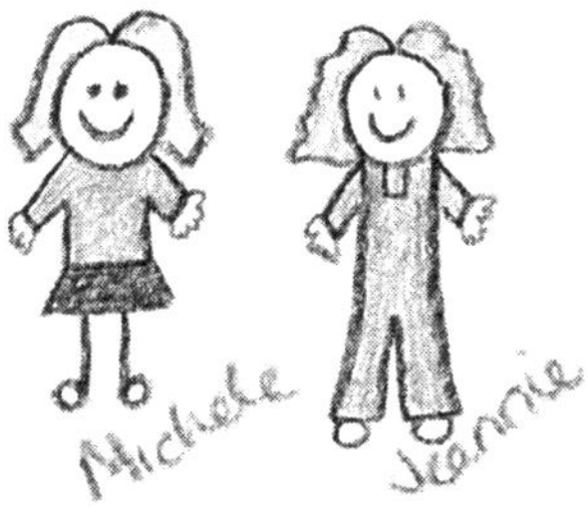

Michele und Jeannie wuchsen gemeinsam in Tallahassee, Florida, auf und leben inzwischen in Los Angeles, wo sie beide in der Musikbranche arbeiten. Keine von beiden hat je die Helikopter-Schraube ausprobiert.